脾胃病经典名方研究丛书

《伤寒论》方

罗彦慧　郎　燕　主编

全国百佳图书出版单位
中国中医药出版社
·北京·

图书在版编目（CIP）数据

《伤寒论》方 / 罗彦慧，郎燕主编. --北京：中国
中医药出版社，2025.8. --（脾胃病经典名方研究丛
书）.

ISBN 978-7-5132-9495-9

Ⅰ. R222.29

中国国家版本馆 CIP 数据核字第 20254XM350 号

融合出版说明

本书为融合出版物，微信扫描右侧二维码，即可访问相
关数字化资源和服务。

中国中医药出版社出版

北京经济技术开发区科创十三街 31 号院二区 8 号楼

邮政编码　100176

传真　010-64405721

万卷书坊印刷（天津）有限公司印刷

各地新华书店经销

开本 710×1000　1/16　印张 11.25　字数 233 千字

2025 年 8 月第 1 版　2025 年 8 月第 1 次印刷

书号　ISBN 978-7-5132-9495-9

定价　70.00 元

网址　www.cptcm.com

服 务 热 线　010-64405510

购 书 热 线　010-89535836

维 权 打 假　010-64405753

微信服务号　zgzyycbs

微商城网址　https://kdt.im/LIdUGr

官 方 微 博　http://e.weibo.com/cptcm

天猫旗舰店网址　https://zgzyycbs.tmall.com

如有印装质量问题请与本社出版部联系（010-64405510）

本套丛书的出版由国家中医药管理局高水平中医药
重点学科建设项目
（zyyzdxk-2023208）
资助

《〈伤寒论〉方》
编 委 会

总 前 言

中医药是中华民族的瑰宝,在保障人民健康方面发挥着重要作用,它是中华优秀传统文化的重要组成部分,蕴含着丰富的哲学思想和人文精神。

党的十八大以来,以习近平同志为核心的党中央高度重视中医药工作,把中医药工作放在更加突出的位置,为中医药传承创新发展指明了方向。2015 年 12 月,习近平总书记在致中国中医科学院成立 60 周年贺信中讲到,中医药学是中国古代科学的瑰宝,也是打开中华文明宝库的钥匙……切实把中医药这一祖先留给我们的宝贵财富继承好、发展好、利用好。2021 年,习近平总书记在河南南阳考察期间对中医药工作作出新指示,强调要做好守正创新、传承发展工作,积极推进中医药科研和创新,注重用现代科学解读中医药学原理,推动传统中医药和现代科学相结合、相促进,推动中西医药相互补充、协调发展,为人民群众提供更加优质的健康服务。2022 年,党的二十大报告提出:"促进中医药传承创新发展。"2023 年 2 月,国务院办公厅印发了《中医药振兴发展重大工程实施方案》。这个实施方案以习近平新时代中国特色社会主义思想为指导,深入贯彻党的二十大精神,把传承创新发展中医药,作为新时代中国特色社会主义事业的重要内容和中华民族伟大复兴的大事,通过中医药健康服务高质量发展工程、中西医协同推进工程、中医药传承创新和现代化工程等重点工程和任务的实施,全面推动中医药的振兴发展,提高中医药服务的质量和水平,满足人民群众的健康需求,为新时期中医药传承创新发展提供有力支撑,注入强劲动力。2024 年 12 月 3 日,习近平主席向 2024 世界传统医药大会致贺信。他指出,传统医药是人类文明创造的成果,需要代代守护、传承精华,也需要与时俱进、守正创新。中医药作为传统医药的杰出代表,是中华文明的瑰宝。中国始终坚持发展现代医药和传统医药并重,推动中西医药优势互补、协调发展,推进中医药现代化、产业化,走出了一条独具特色的传统医药发展之路。

一、国家中医药管理局发布中医经典名方相关文件

2020 年 9 月,国家药品监督管理局发布《中药注册分类及申报资料要求》(2020 年第 68 号),明确中药 3.1 类"应提供按照国家发布的古代经典名方关键信息及古籍记载进行研究的工艺资料",需要在国家发布的古代经典名方目录和关键信息的基础上开展研发工作。

为贯彻落实《中共中央 国务院关于促进中医药传承创新发展的意见》,加快推动古代经典名方中药复方制剂简化注册审批,2020 年 10 月 15 日,国家中医药管理局、国家药品监督管理局积极组织推进古代经典名方关键信息考证研究工作,制定《古代经典名方关键信息考证原则》(简称《考证原则》)。

关键信息考证总则：传承精华，系统梳理方药发展脉络，以服务临床疗效为目的，兼顾增效减毒；古为今用，在遵从古方原义的基础上，充分考虑方药的历史发展演变和当前生产应用实际，保障经典名方制剂的现代化生产和上市后应用；古今衔接，以历代医籍记载为依据，遵古而不泥古，衔接古籍记载和现行规范，支撑经典名方制剂的统一质量控制；凝聚共识，针对经考证仍有争议的难点问题，求同存异，在科学的探索中不断寻求科学共识。

关键信息考证内容：明确基原及用药部位，厘清历代药物基原及其变迁情况、现代标准规范等，结合当前种养殖生产情况，选定所用基原；明确炮制，梳理相关药物炮制古今发展脉络，确定可行的炮制方法；明确剂量，研究古代度量衡与现代对应关系，明确古方计量单位折算现代剂量方法；明确功能主治，系统梳理方剂源流演变，确定方剂功能主治。

每首名方的关键信息包括基本信息（方剂出处、处方、制法及用法）和现代对应信息（药物名称、基原及用药部位、炮制规格、折算剂量、用法用量及功能主治的专家共识结果）。药物名称原则上与《中华人民共和国药典》保持一致。基原及用药部位包括中文学名、拉丁名及其药用部位。炮制规格为现代对应的炮制情况。折算剂量为按照古今度量衡进行折算后的药物剂量，以克为单位，保留至小数点后两位。用法用量包含煎煮法、服用次数及用量。功能主治包含方剂的功效和主治。备注部分应重点标注部分与现代用药习惯不一致的特殊情况及原方中缺乏关键信息记载的共识结果。

遵守以上指导原则开展经典名方的文献考证工作，可以确保古代经典名方在现代应用中的科学性和实用性，同时尊重其历史价值和文化传承。

2020年11月23日，国家药品监督管理局药品审评中心召开中药研发座谈会，征求企业代表、业界专家及学会协会代表对目前所需中药药学研究技术指导原则的意见。会后组成"按古代经典名方目录管理的中药复方制剂药学研究技术指导原则"课题研究组，讨论形成了相应的指导原则，并经过多次研讨和修订，形成征求意见稿。

此外，国家药品监督管理局药品审评中心于2023年7月21日发布《其他来源于古代经典名方的中药复方制剂药学研究技术指导原则（试行）》（简称《指导原则》），围绕其他来源于古代经典名方的中药复方制剂的特点，从处方、生产工艺、质量研究及质量标准、稳定性研究、相关性研究等方面明确药学研究要求，并提出要加强古代经典名方关键信息考证研究。

《指导原则》明确，其他来源于古代经典名方的中药复方制剂，包含未按古代经典名方目录管理的古代经典名方中药复方制剂和基于古代经典名方加减化裁的中药复方制剂；要加强古代经典名方关键信息考证研究，保障申报制剂的相关信息与临床实践所用药物一致，加强全过程质量控制，保障申报制剂质量均一稳定。

在处方研究方面，《指导原则》提出，应当开展古代经典名方名称、来源、处方组成、药材基原、药用部位、炮制、剂量、制法、剂型、功能主治、用法用量等关键信息的考证研究。同时，明确临床实践所用药物的处方药味（包括药材基原、药用部位、炮制等）及其用量等相关信息。申报制剂的相关信息应当与临床实践所用药物一致，并明确药材基原、产地、饮片炮制、药材/饮片质量控制方法，保证药材质量相关信息可追溯。

《指导原则》明确，申报制剂应当采用传统工艺和传统给药途径。申报制剂工艺路线、给药途径和剂型应当与临床实践所用药物一致，包括单煎/合煎、先煎、后下、包煎等，其中以汤剂形式服用的，申报制剂可制成颗粒剂。

《指导原则》要求，应当研究建立全过程质量控制体系，包括但不限于药材/饮片、中间体、辅料、制剂及包装材料等质量控制要求，保障制剂质量可控性不低于临床实践所用药物。处方含毒性药味或现代研究发现具有明显毒性的药味，应当对相关毒性成分进行质量控制研究，确定合理的限度或范围，这些要求说明经典名方考证对于其制剂及药物研发的重要性。

国家中医药管理局公布关于古代经典名方的多重政策与举措，具有重要意义。它不仅促进了中医药的传承与发展，通过标准化和现代化，确保方剂适应现代临床需求，还提高了药品的质量与安全性，简化了注册审批流程，加快了药品上市。此外，这一行动推动了中医药的科学监管，提升了其国际地位，满足了人民群众的健康需求，并促进了中医药的普及和教育。总体而言，这是对中医药传统文化的尊重和传承，同时，对现代医疗体系进行了补充和完善，具有深远的社会和医疗意义。

二、脾胃病经典名方文献研究的必要性

（一）脾胃于人的重要性

1.脾胃主运化水谷精微，为机体气血化生之源、生命之本

脾胃居于中焦，为人体气机升降之枢纽。脾胃学说是中医学的重要组成部分，历来是学者们研究的重点和热点。在医疗实践过程中，医家们形成了脾胃在机体生理和病理中具有根本、主导地位的认识，《素问·玉机真脏论》曰："五脏者，皆禀气于胃，胃者五脏之本也。"《素问·太阴阳明论》云："脾脏者，常著胃土之精也，土者，生万物而法天地……脾与胃以膜相连耳，而能为之行其津液。"指明中土之胃将水谷化生为精微物质，这些精微物质必须由脾脏运行输布而能布散于外，脾胃共主运化。后世对此多有阐述和发挥，《类经》强调"脾胃为脏腑之本"，《寿世保元》提出"人以胃气为本"，《杂病源流犀烛》则言"脾统四脏"，《慎斋遗书》云"脾胃者，气血之原也"。中医学理论认为，脾胃为机体水谷运化、气血化生的重要脏器，是机体生命活动所需精微物质的来源，即生命之源。

《素问·热论》从病理反证生理，认为"阳明者，十二经脉之长也，其血气盛，故不知人，三日其气乃尽，故死矣"，指出胃之气血旺盛，即便是五脏已伤，六腑不通，荣卫不行，仍需三日将阳明之气血耗尽，其生命力之旺盛，根柢之固深，可见一斑，也强调了脾胃之于生命而言至关重要。

此外，在疾病诊断方面亦体现了脾胃为生命之本的重要性。如李东垣《脾胃论》认为，"胃虚则五脏六腑、十二经、十五络、四肢皆不得营运之气，而百病生焉"，指出脾胃一伤，生化气血不足，内而脏腑，外至经络肢节，诸疾丛生。明人张景岳《景岳全书》指出，"凡欲察病者，必须先察胃气"，"胃气之关于人者，无所不至，即脏腑、声色、脉候、形体，无不皆有胃气"，"凡欲治病者，必须常顾胃气，胃气无损，诸可无虑"，强调以胃气作为诊治疾病的根本。以上均说明脾胃之于气血化生、机体生命存在的重要性。

2.脾胃气化功能为机体气机上下升降的枢纽

脾胃是人体气机升降的中枢。《素问·脉要精微论》曰:"五脏者,中之守也,中盛脏满,气胜伤恐者,声如从室中言,是中气之湿也。"《素问·至真要大论》曰:"是故百病之起,有生于本者,有生于标者,有生于中气者。"黄元御《四圣心源》认为,"升降之权,则在阴阳之交,是谓中气","中气升降,是生阴阳","戊己升降,全凭中气","四维之病,悉因于中气,中气者,和济水火之机,升降金木之轴"。

脾升,即脾之运化正常,水谷精微之气得以转输不散,化生为气血津液以灌溉四旁而荣养全身;胃降,即水谷糟粕得以下行,与小肠分清泌浊、大肠传导糟粕密切相关,将代谢后的产物排出体外,保障机体清气上升、浊气下降。脾主升清,胃主降浊,升清才能正常通降,而通降亦可保证升清正常,故升降相因、相依、相约,才能保证脾胃纳化有节,气血生化有源,同时亦保证了肝气从左升、肺气从右而降,心火能下温肾水、肾水亦可上制心火。

若脾胃气机升降的枢纽失常,则可致机体清浊混杂,临床出现"清气在下,则生飧泄,浊气在上,则生䐜胀"的病理变化,《四圣心源》更是对其病变做了详述,曰:"中气衰则升降窒,肾水下寒而精病,心火上炎而神病,肝木左郁而血病,肺金右滞而气病。神病则惊怯而不宁,精病则遗泄而不秘,血病则凝瘀不流,气病则痞塞而不宣。"《素灵微蕴》曰:"中气不运,则升降之源塞,故火炎于上,水流于下,木陷于左,金逆于右,而四维皆病。"因此,黄元御在治疗机体诸多疾病时多从调理脾胃气机升降着手,治脾必知其欲升,治胃必知其欲降。

由此可见,脾胃疾病于机体而言至关重要,而治疗脾胃病的经典名方考证研究则于脾胃病的临床疗效提升及制剂开发至关重要。

(二)脾胃病经典名方在临床应用中存在的问题

为贯彻落实《中华人民共和国中医药法》,推动来源于古代经典名方的中药复方制剂稳步发展,更好保障人民群众健康,国家中医药管理局会同国家药品监督管理局先后于2018年制定中医药《古代经典名方目录(第一批)》、2023年制定《古代经典名方目录(第二批)》,共计317首方剂。但诸多方剂在经历多年的发展演变中因人体体质、饮食、气候、生活规律等影响,出现诸如药物名称、剂量、剂型、组成及煎服方法等较多变化,严重影响经典名方的临床处方用药和临床疗效,为后世学者带来较多困惑,不利于中医药的守正创新、传承发展。

1.药物名称的变化影响临床用方

经典名方的药物名称在历代亦有一些变化,譬如麻子仁丸,最早见于《伤寒论》,治疗脾约证,原方组成为麻子仁、芍药、枳实、大黄、厚朴、杏仁。但麻子仁有诸多别名,在古代文献中又称火麻仁、大麻仁、火麻子等。麻子仁出自《神农本草经》,名为火麻仁,书中对其功效、主治、性味有所说明,但对其植物形态并未进行详细描述,后世记载同名异药时多将其与胡麻混淆。再如治疗谷疸的茵陈蒿汤由茵陈蒿、栀子、大黄3味药物组成,但在历史上有茵陈汤、涤热汤、大茵陈汤、茵陈大黄汤等异名方，其中亦有药物组成变化的情况，影响临床治疗用方。

2. 药物剂量的变化影响临床用方

药物剂量的变化亦是影响经典名方使用和疗效的重要因素，譬如小陷胸汤，张仲景《伤寒论》记载其组成剂量为半夏半升、黄连一两、瓜蒌实大者一个，而金代刘完素在《伤寒直格》中则记载为半夏四钱、生姜二钱、黄连二钱、瓜蒌实大者半个。又如《太平惠民和剂局方》记载藿香正气散中白芷一两、藿香三两，而藿香在《医学入门》等医籍中出现了不同的剂量，白芷在《证治准绳·类方》中剂量为三两，等等。再如《金匮要略》治疗虚劳腹痛的小建中汤中，胶饴剂量描述方式多样，变化较大。故而经典名方剂量的变化及历代导致其剂量变化的原因直接影响临床应用，基于此有必要对其进行文献整理研究。

3. 药物剂型的变化影响临床用方

药物剂型的变化也会影响经典名方的应用和疗效，如缪希雍在《先醒斋医学广笔记》中指出，散剂为治疗急症所用，汤剂为重症所用，指出剂型不同，适应证亦有别。四逆散在《伤寒论》中为散剂，但对于伴有泄利下重者，先以水五升，煮薤白三升，煮取三升，去滓，以散三方寸匕纳汤中，煮取一升半，分温再服。可见四逆散有冲服散剂和煮散治疗病症的差异。附子理中丸由附子、人参、干姜、甘草、白术组成，《太平惠民和剂局方》有丸剂和汤剂两种剂型的记载。纵观宋元明清的药物剂型选择，在处理临床危急重症时，多直接选择汤剂，或者散剂煎煮服用，体现了中医"汤者荡也""丸者缓也"的应用思想。

4. 药物组成的变化影响临床用方

药物组成对其疗效及主治病症的影响更大，譬如《伤寒论》小建中汤，原方组成为桂枝、甘草、大枣、芍药、生姜、胶饴。但在《备急千金要方》《外台秘要》等医籍中则以桂心替代桂枝；《苏沈良方》《普济方》等则以官桂替代桂枝；《丹溪心法》等书中则以阿胶替代饴糖，诸如此类，不胜枚举，导致后世学者在应用该方剂时产生较多疑虑和困惑，影响中医药的传承和应用。而《太平惠民和剂局方》所记载的附子理中丸（汤），被后世多数医家沿用，但部分医家根据临床情况的不同，对原方进行了加减，如把人参更换成了党参。再如《金匮要略》中的黄土汤由黄土、干地黄、黄芩、白术、炮附子、甘草、阿胶7味药物组成，后世医家出现用姜类药物替代附子，还有加入桂枝、芍药、当归等药，则直接影响药物的作用和临床证治。

5. 药物煎服方法的变化影响临床用方

药物的先煎、后下等特殊煎服方法亦会影响药物的有效成分溶出，影响疗效。譬如《伤寒论》茵陈蒿汤，原方的使用中要求先煎茵陈，但后世在使用时却没有先煎茵陈之特殊煎服法，此亦是待考证之处——先煎与不先煎对疗效有无影响。《太平惠民和剂局方》所载的失笑散存在水煎与酒煎两种煎制方式。再如《金匮要略》的黄土汤，剂型为汤剂，但还有散剂的记载。散剂应用可追溯到先秦时期，其具有成本低、节约资源等优势，明清以后医家临证时散剂应用逐步减少，呈现散剂、汤剂混用的特点。

三、脾胃病经典名方文献研究的意义

（一）中医经典病房建设的需要

国家中医药管理局办公室于 2020 年 9 月 27 日发布国中医药办医政函〔2020〕265 号文件《国家中医药管理局办公室关于推进中医药传承创新工程重点中医医院中医经典病房建设与管理的通知》，旨在通过运用中医经典理论与名老中医经验指导临床，充分发挥中医特色与优势，积极探索运用中医主导的方法和技术，开展各种急危重症和复杂疑难病的诊治工作，形成中医诊疗方案并向其他临床科室推广，达到全面提升中医临床诊疗水平与能力的目标，希望能进一步提升中医药防治重大疑难疾病能力、创新中医药临床诊疗模式、提升中医临床科研能力，其中，即涉及中医经典理论指导下的中医经典方剂在诊疗中的使用。无规矩不成方圆，只有明确经典名方的方名、组成、剂量、煎服方法、剂型等方面的关键信息，才能保障经典名方的合理使用，促进中医经典病房的建设。

（二）中医经典方剂制剂开发建设的需要

国家中医药管理局、国家药品监督管理局先后于 2018 年、2023 年发布了《古代经典名方目录》第一、第二批名录，其目的即在于贯彻落实《中华人民共和国中医药法》《中共中央 国务院关于促进中医药传承创新发展的意见》，推进古代经典名方的中药复方制剂研发和简化注册审批。制剂开发建设，特别是以经典名方为主的制剂开发，对于便利临床应用、提升医患用药选择、提高病症治疗效果、提升中医药文化自信、促进中医药文化传承有重大意义。

（三）中医临床疗效提升的需要

经典方剂历经数代变迁，在组成、剂量、煎服方法、服用方法等诸多方面发生了变化，但其中发生变化的原因和具体情况都有待考证，这些也是促进中医临床疗效提升的关键因素。

譬如《伤寒论》葛根黄芩黄连汤用于桂枝证（太阳病）误下所致后，黄元御《伤寒悬解》谓："太阳病，桂枝证，有表邪而无里邪，医反下之，败其中气，利遂不止，此当温里。若脉促者，是表未解也。盖病在经络，不解表而攻里，表阳乘里虚而内陷，为里阴所拒，不得下达，表里束迫，故见促象。若喘而汗出者，是胃气上逆，肺阻而为喘，肺郁生热，气蒸而为汗也。虽内有四逆证，外有桂枝证，而热在胸膈，二方俱不能受，宜葛根连芩汤主之。"吕震名《伤寒寻源》曰："夫误下致利，亦有阳盛阳虚之别。但下利脉不应促而反促者，此属表未解之诊也。邪束于表，阳扰于内，喘而汗出，乃表里俱热之象，则治表不宜用桂枝，而当改葛以解表，治里不宜理中，而反取芩连以清里矣。"以上诸论述，对于葛根黄芩黄连汤证的病机阐释存在较大差异，导致中医在临床应用该方治疗疾病时产生不少疑惑，对其主治病症亦会产生较大的认识分歧，影响临床疗效的提升。再譬如对葛根黄芩黄连汤中葛根的炮制，在不同时期有不同的炮制方法，其主要炮制方法有捶破去心、取汁、醋制法、制粉法、炒法、蒸食等，不同炮制方法对药物的药性、药效均有影响，这也是开展考证研究的重要原因。

（四）中医经典名方传承的需要

中医为医道之学，并非简单的经验堆砌，经典名方是在经典理论的指导下，古代医家因人、因地、因时，应用中医理论，按照组方原则形成的方剂。如果仅仅将其归于经验之学，则会让中医陷入无理论深度、简单经验积累、不成熟的境地，让中医在世人眼中变成简单经验堆砌，则会失去文化传承之魂。所以，经典名方的文献考证，也是中医药文化传承、文化自信发展的需要。

四、脾胃病经典名方文献研究方法

古代经典名方经过数千年的临床运用，储存了大量的临床证据，挖掘、整理和提取经典名方的临床价值和现代应用意义则尤为重要。我们在脾胃病经典名方的整理工作中，根据不同历史时期对涉及的中药材基原变迁、度量衡换算、古法炮制的现代工艺转化等难点问题进行考证，本研究应用到的考证方法既有传统的文献研究法，即对具体方剂古今文献的文献考证法，包括关键信息研究，通过确定资料范围，建立纳入排除标准，进行文献资料的梳理，规范数据，在已获得文献基础上进行数据分析总结；也有数字化新方法，对生产、应用、产业化状况等方面完善的经方目录数据库、知识数据库等以数据库的方式进行存储，建立适应当代技术发展需求的、灵活的知识体系。

（一）文献考证法

文献考证是经典名方关键信息考证的重要方法，主要使用读秀、《中华医典》、书同文·中医中药古籍大系、中华古籍资源库、海外中医古籍库等数据库，以方剂名称（包括异名方）为关键词进行全文检索，由于电子文献存在一些问题，如部分版本不明确，而不同版本也会影响基原考证，因此我们同时查阅相关版本古籍进行比对、核实；此外，运用计算机检索中国知网（CNKI）、维普、万方数据知识服务平台等数据库，人工检索《中医方剂大辞典》《中华大典·医药卫生典·药学分典》等中医药文献，获取相关现代研究成果，尽量全面地收集资料。

在充分获取古今文献资源的基础上，再对经典名方的历史源流、药物组成、功能主治、药物炮制、处方剂量、煎煮与服用方法等方面进行归纳与分析，最后总结方剂的关键信息，期冀为经典方剂的现代研究与应用提供理论依据。

张卫等在《经典名方的中药基原考证方法与示例》中提出：对查找到的文献要进行文献著录，最好按文献形成的历史时间顺序进行著录。在著录时要注意对文献的出处也同时进行标记。而且由于中医古籍同一书籍不同版本间也存在差异（《伤寒论》的桂枝汤在唐以前版本中没有桂枝去皮），因此有必要对不同版本的文献也要标记清楚。

（二）专家咨询法

德尔菲法，又称专家咨询法或专家意见法，是一种有效的多步骤专家咨询方法，旨在通过集体智慧来产生客观的决策结果。我们在文献考证中，如果遇到存疑的问题，则会与宁夏医科大学附属中医医院国家高水平中医药重点学科中医脾胃病学专家组进行意见征询，并对专家意见进行整理、归纳、统计，再匿名反馈给各专家，再次征求意见，再集中，再反馈，直至得到一致的意见，从而得出较为客观、可靠的考证结果。德尔菲法通过匿名性、多次反馈和统计回答等特点，能够充分利用专家的集体智慧来产生客观的决策结果。

（三）数字化方法

在文献考证研究的同时，我们还开展了当代研究成果科学知识图谱研究，利用中国知网（CNKI）、万方、维普、中国生物医学文献服务系统等数据库，检索经典名方的当代研究成果，进行数据筛选之后，借助于引文空间（CiteSpace）软件进行可视化呈现，为脾胃病研究学者揭示经典名方关键信息考证、质量控制及指纹图谱的建立、临床运用等研究热点、研究趋势。

总之，本套丛书以脾胃病经典名方入手，古籍研究和现代文献研究相结合，厘清脾胃病经典名方的历史沿革和关键信息，并以可视化的方式分析当代学界对经典名方的研究现状，为发展中医药事业，弘扬中医药文化略尽绵薄之力。

丛书编委会
2025 年 3 月于凤城银川

前　言

张仲景所著《伤寒论》是中医临床学习必读的经典医籍，其创立的六经辨证、方药使用等构建了一套完整的中医药学理论体系，是中医临证诊疗的范式之一。《伤寒论》所载方药，因其组方精练、疗效卓著为业界称道并被奉为经方。随着历史发展，经方在后世传承中出现诸多变化，如药物组成、剂量、剂型、服药方式等，这影响了经方的临床应用及现代制剂的开发。

2017年，《中华人民共和国中医药法》正式实施，中医药发展迈入新阶段。国家中医药管理局、国家药品监督管理局相继制定与发布了《古代经典名方目录》《古代经典名方关键信息考证原则》。中华中医药学会脾胃病分会也于2023年发布《脾胃系病常用经典名方专家共识（2023年修订版）》，筛选出100首脾胃系病常用经典名方，其中包括《伤寒论》中的小建中汤、麻子仁丸、葛根芩连汤等方剂。2023年，宁夏医科大学附属中医医院获得国家中医药管理局高水平中医药重点学科中医脾胃病学建设立项。以上政策和经费的双向结合，为我们进一步开展《伤寒论》经典名方的考证、研究和出版工作提供了有力支撑。

本书采用述论结合的方法对经典名方进行研究。首先，以经典名方专家共识的6首经典名方为研究主体，利用《中华医典》、读秀学术搜索、书同文·中医中药古籍大系、中华古籍资源库等数据库进行检索，并查阅图书对检索到的条文进行校对与核实，以全面地收集古今文献资料，并对《伤寒论》涉及的方剂关键信息进行考证。其次，运用CiteSpace等相关软件，对中国知网、万方、维普及中国生物医学文献服务系统等数据库中涉及《伤寒论》相关方剂的当代研究成果进行可视化分析，分析当前学界研究热点及未来研究趋势。

文献考证对研究者学术功底和治学态度的要求很高，是一份劳其筋骨、苦其心志的工作。本书编写团队多次召开研讨会和团队成员培训会，统一考证要求、考证方法，建立专家咨询团队。团队成员在编写过程中，秉承"辨章学术，考镜源流"的考校精神，将文献信息考证和学术思辨紧密结合，做到阐幽释微，以效后学。

本书从筹划到完稿历经数年，其间得到北京中医药大学、天津中医药大学及宁夏医科大学中医学院诸多老师的鼎力支持，在此表示衷心感谢。本书的出版由宁夏医科大学附属中医医院国家高水平中医药重点学科中医脾胃病学建设基金资助，一并致谢！

吾辈功力尚存鄙陋，是书若存疏漏之处，敬请提出宝贵意见，以便今后修订完善。

《〈伤寒论〉方》编委会

2025年3月

目　录

第一章 小建中汤

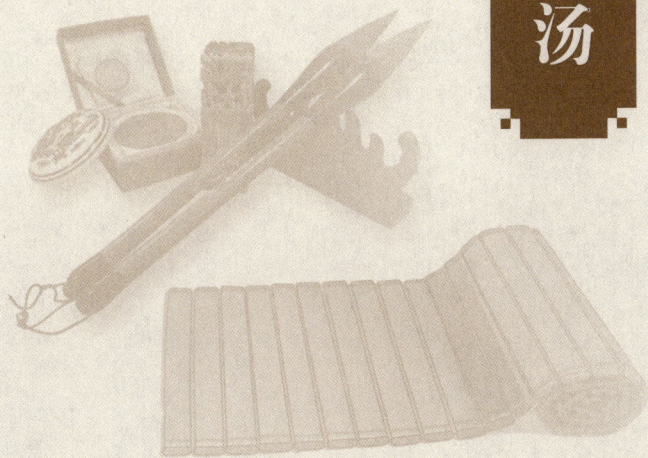

　　小建中汤出自汉代张仲景的《伤寒论》，由桂枝、芍药、甘草、生姜、大枣、胶饴6味药物组成，是仲景"建中法"的基础方，具有温中补虚、和里缓急之功效，主治因中焦虚寒、化源不足所致的虚劳里急证。本章梳理小建中汤的处方源流，考证其药物组成等关键问题，并采用文献计量学可视化的方法对小建中汤的现代文献研究进行分析。

第一节　小建中汤的历史沿革与关键信息考证

　　本节系统整理历代中医文献中小建中汤的相关条文，梳理小建中汤的历史源流，考证其方剂组成、方义、主治病症、药物剂量、药物炮制等关键问题，为经典名方开发与现代临床应用提供文献支持。本研究共获取小建中汤相关古代文献187条，涉及古代医籍161部，涉及医家129人，历代医家对于小建中汤的药物组成、基本方义、功能主治、煎服法、禁忌等无太大争议。该方以胶饴为君药，桂枝、芍药为臣药，生姜、大枣为佐使药，炙甘草为使药；以建中八症为主要临床表现；在剂量上多沿用原方，折算成现代剂量为桂枝41.40g，甘草27.60g，芍药82.80g，生姜41.40g，大枣48.00g，胶饴200mL；炮制遵循基本炮制方法。小建中汤疗效确切，在后续研发工作中，建议在关键信息考证及临床大数据基础上，建立质量控制标准，进一步开展其复方制剂的开发与利用。

　　古代经典名方是指至今仍广泛应用、疗效确切、具有明显特色与优势的古代中医典籍所记载的方剂[1]。国家中医药管理局先后发布了两批次《古代经典名方目录》，共317首方剂，并且《古代经典名方关键信息考证原则》明确关键信息考证工作是中药复方制剂研发的基础[2]。这一系列鼓励性政策的发布进一步推进了经典名方关键信息考证工作，极大地推进了古代经典名方的研发工作，推动了中医药守正创新和中药产业

[1]国文.《古代经典名方目录(第二批)》发布[J].中医药管理杂志, 2023, 31(17):17.

[2]陈浩, 宋菊, 杨平, 等.《按古代经典名方目录管理的中药复方制剂药学研究技术指导原则(试行)》简介[J].中国食品药品监管, 2021(9):78–87.

高质量发展。

2022年，中华中医药学会脾胃病分会发布《脾胃系病常用经典名方专家共识》确定了100首脾胃系病经典名方，并于2023年发布了修订版，其中，小建中汤入选首批脾胃病常用经典名方[1-2]。在现代临床应用方面，小建中汤作为温里剂，主要用于治疗因中焦虚寒、气血不足、阴阳不和引起的胃及十二指肠溃疡、慢性胃炎、慢性肝炎、再生障碍性贫血、白血病、功能性发热等[3]。本研究以"小建中汤"为检索词，在中文数据库进行检索，得到809条数据，主要集中在临床应用、实验研究及理论研究方面。目前尚无对古代医籍进行系统整理、考证的文献。基于此，本节梳理小建中汤的历史源流，考证其药物组成、主治病症、方义、剂量、药物炮制、煎服法和禁忌等关键问题，为经典名方开发与现代临床应用提供文献数据支持。

一、资料与方法

（一）文献来源

以《中华医典》、书同文·中医中药古籍大系为主，以中华书局"籍合网"中的中华经典古籍库、海外中医古籍库为补充，必要时通过国家图书馆及其他网络数据库进行内容的校对。以"小建中汤"为检索词进行全文检索，按照检索结果辑录原文，对检索到的条文，查阅图书进行校对，并逐条统计、分析。

（二）纳入与排除标准

1.纳入标准

①历代医籍，如本草、方书等；②明确记载小建中汤的药物组成、剂量、功能主治、炮制等内容；③以经典古籍为优，多版本古籍以较早的版本为准。

2.排除标准

①仅提及方名，而无组成、主治等信息；②同名异方，组成、功效不同者；③对小建中汤加减超过2味药者或加减后成他方者。

（三）数据规范

①建立Excel表格，依据成书年代录入数据；②录入字段，包括书名、出处、原文、主治、剂量、煎服等；③若对录入数据有争议，则以古籍原文为准进行订正，确

[1]骆云丰，王萍，周秉舵，等.脾胃系病常用经典名方专家共识[J].中医杂志，2022，63(15):1492-1496.

[2]骆云丰，王萍，周秉舵，等.脾胃系病常用经典名方专家共识（2023年修订版）[J].中医杂志，2023，64(12):1292-1296.

[3]顿宝生，周永学.方剂学[M].北京:中国中医药出版社，2006:151-153.

保一致。

二、结果与分析

（一）入选文献

经筛选后，获取小建中汤相关古代文献数据 187 条，涉及古籍 161 部、医家 129 位。内容涉及伤寒、金匮、本草、方书、温病、临床各科及医案等。按照朝代分析，汉代 3 部、唐代 3 部、宋代 6 部、金代 1 部、元代 7 部、明代 34 部、清代 90 部，另有日本医书 17 部。

（二）处方源流

《伤寒论·辨太阳病脉证并治中》[1]出现 2 处与小建中汤有关的条文，"伤寒，阳脉涩，阴脉弦，法当腹中急痛者，先与小建中汤，不差者，小柴胡汤主之"，"伤寒二三日，心中悸而烦者，小建中汤主之"。《金匮要略》[2]中出现 3 处，"虚劳里急，悸，衄，腹中痛，梦失精，四肢酸疼，手足烦热，咽干口燥，小建中汤主之"，"男子黄，小便自利，当与虚劳小建中汤"，"妇人腹中痛，小建中汤主之"。《伤寒论》中甘草（炙）二两，而《金匮要略》中甘草（炙）三两，其余药物组成、制法用法、剂量剂型及禁忌均相同。

唐代孙思邈《备急千金要方》[3]小建中汤条后称"古今录验名芍药汤"，观其组成"甘草一两，桂心三两，芍药六两，生姜三两，大枣十二枚，胶饴一升"；唐代王焘《外台秘要》[4]亦引"古今录验疗虚劳……并妇人少腹痛，芍药汤方"。此处"芍药汤"组成与小建中汤一致，亦应视为同方异名。明代王肯堂《证治准绳》[5]认为"小建中汤，即桂枝加芍药汤"。其组成亦与小建中汤一致，应视为同方异名。

明代朱橚《普济方·卷二百三十·虚劳潮热》[6]谓："小建中汤出《指南方》，治劳弱胃虚。"《指南方》，为北宋史堪撰，亦名《史载之方》，共分上、下两卷，涉及内、外、妇、儿各科，尤重疫毒痢等传染性疾病[7]。小建中汤之出处，仅此一处所言非《伤寒论》，且晚于汉代，可见小建中汤出《指南方》为朱橚之谬误。

后世医籍中绝大多数沿用《伤寒杂病论》中条文，方名组成几无变化。小建中汤

[1] 张仲景. 伤寒论[M]. 文棣，校注. 北京：中国书店，1993:39.

[2] 张仲景. 金匮要略[M]. 于志贤，张智基，点校. 北京：中医古籍出版社，1997:16, 44, 62.

[3] 孙思邈. 备急千金要方[M]. 北京：人民卫生出版社，1982:350.

[4] 王焘. 外台秘要[M]. 北京：人民卫生出版社，1955:481.

[5] 王肯堂. 证治准绳（三）：伤寒[M]. 上海：上海科学技术出版社，1959:162.

[6] 朱橚. 普济方 第六册[M]. 北京：人民卫生出版社，1960:3627.

[7] 李丛.《史载之方》学术思想初探[J]. 中医文献杂志，2002(2):15-18.

作为仲景"建中"法的基础方,历代医家皆以其温健中脏、补益阴阳气血之功效而广泛使用。以小建中汤为基础方加减而成的衍生方黄芪建中汤、大建中汤、当归建中汤等皆为临床常用名方。

(三)药物组成

《伤寒论》中载小建中汤组成为桂枝、甘草、大枣、芍药、生姜、胶饴。梳理历代医书中明确记载小建中汤药物组成的有效数据共184条,与《伤寒论》组成完全一致的数据共152条(占82.61%)。其余条文中药物组成的变化形式主要为桂枝、饴糖的药物替代或有无等,见表1-1。历代医家多沿用仲景小建中汤处方组成,且以上变化,或有争议,或为疏漏,故在小建中汤复方研发过程中,应尊崇仲景原方,以《伤寒论》所载6味药物为准。

表1-1 小建中汤组成变化情况一览表

变化形式	内容	频数	占比/%	出处
药物替代	桂心替代桂枝	10	5.43	《备急千金要方》《外台秘要》《圣济总录》《全生指迷方》《普济方》《脏腑证治图说人镜经》《医心方》《保命歌括》
	官桂替代桂枝	3	1.63	《苏沈良方》《普济方》《医学原理》
	肉桂替代桂枝	3	1.63	《医学入门》《幼科惊搐门》《温证指归》
	阿胶替代饴糖	8	4.35	《丹溪心法》《玉机微义》《程斋医抄密本》《明医杂著》《古今医统大全》《薛氏医案》《赤水玄珠》《济阳纲目》
药物加减	减饴糖	6	3.26	《脏腑证治图说人镜经》《医宗金鉴》《类证辨异全九集》《幼科折衷秘传真本》《伤寒神秘精粹录》《医心方》
	减大枣	3	1.63	《医垒元戎》《杂病源流犀烛》《医学从众录》
	加半夏、云苓	1	0.54	《吴鞠通医案》

(四)方义

《伤寒论》言小建中汤的方义为"建中者,建脾也","里有虚寒,治之于小建中汤,温中散寒"。后世医家在注解、发挥《伤寒论》时,对小建中汤多有阐释。

其一,甘缓酸收,温中健脾。金代成无己《注解伤寒论》[1]在"建脾"的基础上,

---

[1]成无己.注解伤寒论[M].2版.北京:人民卫生出版社,1963:85-86.

从"脾欲缓，急食甘以缓之"出发，以小建中汤药物的药性功效解释建中之意——"胶饴、大枣、甘草之甘以缓中也。辛润散也，荣卫不足，润而散之，桂枝、生姜之辛，以行荣卫。酸收也、泄也，正气虚弱，收而行之，芍药之酸，以收正气。"而对于"伤寒二三日，心中悸而烦"，认为是"邪气在表，未当传里之时"，是由于气血内虚，气虚而心悸，血虚而烦，须以小建中汤建其里。

其二，从太阳病而来，属桂枝汤类方。明代方有执《伤寒论条辨》[1]论曰："小建中者，桂枝汤倍芍药而加胶饴也。"解方释义的重点在桂枝汤扶阳固卫，倍芍药酸以收阴，加胶饴甘以润土。清代吴谦《删补名医方论》[2]认为建中，重在中虚，表未和中已虚，需要"小小建立中气"，故以桂枝汤和营卫，倍芍药加胶饴调建中州，稀粥温服发汗，重在建中虚，而不在伤寒之表。

其三，土虚木克，治法以补脾为先。《成方便读》[3]认为此方病机为土虚木克，"故以饴糖、大枣、甘草之甘缓，小小建其中脏"。桂枝、生姜、白芍出表入里，生姜、大枣调和营卫，白芍、甘草安脾止痛。《医方论》[4]谓"小建中汤之义，全在抑木扶土"，方中以肉桂杀木，合芍药制肝，再以甘药饴糖、甘草、大枣补脾，并且阐述了用肉桂而不用桂枝的原因，在于肉桂能温里，桂枝善解表。

但是，对于方中君臣佐使，不同医家有不同看法。李东垣《脾胃论·君臣佐使法》[5]称："君药，分两最多，臣药次之……以芍药之酸，于土中泻木为君；饴糖、炙甘草甘温补脾养胃为臣……肉桂大辛热，佐芍药以退寒水。姜、枣甘辛温，发散阳气，行于经脉皮毛为使。建中之名，于此见焉。"王子接在《绛雪园古方选注》[6]中首先解读了小建中汤"小"的含义，"名之曰小者，酸甘缓中，仅能建中焦营气也"，进而与桂枝汤对比，言明小建中汤以芍药为君，"前桂枝汤是芍药佐桂枝，今建中汤是桂枝佐芍药，义偏重于酸甘，专和血脉之阴"。

清代吴仪洛《成方切用》[7]认为，小建中汤以饴糖为君，甘草为臣，"脾欲缓，急食甘以缓之"，桂枝辛热，芍药酸寒，润而散之，收而行之，故以桂枝、芍药为佐。生姜辛温，大枣甘温……辛甘相合，脾胃健而营卫通，故以姜枣为使。《医方集解》[8]记述为"本方倍芍药，加饴糖，名小建中汤（仲景）……小建中以饴糖为君，除饴糖即不名建中矣"。

[1]方有执.伤寒论条辨[M].储全根，李董男，校注.北京:中国中医药出版社,2009:55.

[2]吴谦.医宗金鉴(二)删补名医方论[M].北京:人民卫生出版社,1957:13.

[3]张秉成.成方便读[M].杨威，校注.北京:中国中医药出版社,2002:67.

[4]费伯雄.医方论[M].李铁君，点校.北京:中医古籍出版社,1987:56.

[5]李东垣.脾胃论[M].张年顺，校注.北京:中国中医药出版社,2007:17-18.

[6]王子接.绛雪园古方选注[M].赵小青，点校.北京:中国中医药出版社,1993:18.

[7]吴仪洛.成方切用[M].北京:科学技术文献出版社,1996:191-192.

[8]汪讱庵.医方集解[M].叶显纯，点校.上海:上海科学技术出版社,1991:33.

综上所述，历代医家对本方证病机的认识聚焦于脾胃虚寒，肝脾不和，治疗以温中补虚、和里缓急为主。正如尤在泾在《金匮要略心典》[1]中所言："甘与辛和而生阳，酸得甘助而生阴，阴阳相生，中气自立。"小建中汤温补中焦，柔肝理脾，益阴和阳，阴阳气血生化有源，建立中气，故名"建中"。

（五）主治病症

经统计，187条小建中汤数据中含功能主治159条。后世医家多引用张仲景《伤寒论》或《金匮要略》原文，少有发挥。

唐代孙思邈在《备急千金要方》[2]列举主治病症为积劳虚损、四体沉滞、行动喘惙、小腹拘急、心中虚悸、咽干唇燥、面体少色，渐至瘦削，五脏气竭，认为其原因由"肺与大肠俱不足，虚寒乏气"而致"腰痛羸瘠百病"。明代朱橚《普济方》、清代喻昌《医门法律》沿用此说。宋代朱肱《类证活人书》[3]小建中汤治疗腹痛因冷"肠鸣泄利而痛者"。

清代李彣《金匮要略广注》[4]云："男子黄，小便自利"，为"黄病湿热内郁……中州虚竭也……小建中汤建立中气，使脾土健运不息，足以制水而湿热自去，此《内经》养正邪自消之方也"，并认为："妇人腹中痛……此中气不足而致腹痛也。《经》云，脾主中州，灌溉四旁。建者，立也，建中者，建立脾气也……中州建立，气血通行，而腹痛止矣。"清代吴鞠通《温病条辨》[5]将其用于"温病愈后，面色萎黄，舌淡，不欲饮水，脉迟而弦，不食者"。

（六）药物剂量

在小建中汤187条数据中，有169条明确记载了剂量。原方剂量为桂枝三两，甘草二两，芍药六两，生姜三两，大枣十二枚，胶饴一升。后世医籍大多沿用《伤寒论》原方剂量，差异主要体现在：①胶饴剂量描述方式多样，变化较大；②甘草二两与三两的差异；③桂枝与芍药用量比1∶2的变化；④"钱""分"计量单位变化。历代医籍中所记载的小建中汤各药物剂量及出现频次，见表1-2。

[1]尤在泾.金匮要略心典[M].上海：上海人民出版社，1975：46.

[2]孙思邈.备急千金要方[M].北京：人民卫生出版社，1982：308.

[3]朱肱.类证活人书[M].唐迎雪，张成博，欧阳兵，点校.天津：天津科学技术出版社，2003：88.

[4]李彣.金匮要略广注[M].2版.北京：中国中医药出版社，2007：177，246.

[5]吴鞠通.温病条辨[M].谢玲玲，赵炎，整理.广州：广东科技出版社，2022：192.

表 1-2 小建中汤各药物剂量及出现频次

药物名称	剂量（频数）
桂枝	三两（83）、三钱（15）、一钱（10）、桂心三两（9）、一两半（9）、二钱（7）、二两（5）、四钱（4）、一两（4）、一钱五分（4）、六分（2）、六钱（2）、钱半（2）、二钱半（1）、官桂三分（1）、官桂三两（1）、官桂一钱（1）、桂三字（1）、桂心三钱（1）、桂心一钱半（1）、嫩桂枝一钱（1）、肉桂减半（1）、肉桂三钱（1）、肉桂五分（1）、三分（1）、中（1）
甘草	三两（49）、二两（40）、一两（19）、二钱（15）、三钱（12）、一钱（12）、六分（5）、半两（3）、七分（2）、四钱（2）、八分（1）、半钱（1）、二分（1）、各等分（1）、五分（1）、五钱（1）、一钱半（1）、一钱五分（1）、中（1）
芍药	六两（94）、三钱（14）、六钱（13）、二钱（10）、三两（9）、二两（7）、四钱（5）、五钱（4）、一两半（2）、一两二钱（2）、一钱二分（2）、大（1）、二钱半（1）、各等分（1）、两半（1）、七分（1）、一钱（1）、一钱半（1）
生姜	三两（79）、三片（15）、二两（13）、五片（11）、三钱（7）、一钱（7）、二钱（6）、六钱（4）、一两半（3）、六分（2）、三分（2）、水（2）、四片（2）、一两（2）、一钱五分（2）、干姜三两（1）、钱半（1）、四钱（1）、五分（1）、五钱（1）、一分（1）、一斤（1）、中（1）
大枣	十二枚（88）、二枚（24）、四枚（12）、一枚（12）、三枚（8）、六枚（5）、十一枚（3）、六分（2）、七枚（2）、水（2）、二十枚（1）、五枚（1）、中（1）
胶饴	一升（84）、三钱（7）、三匙（5）、一合（5）、阿胶一合（4）、八两（4）、一两（4）、半升（3）、二合（3）、一钱（3）、一匙（3）、阿胶一钱（2）、半斤（2）、二合半（2）、三钱二分（2）、一斤（2）、阿胶半合（1）、八钱（1）、半酒盏（1）、半两（1）、半盏（1）、大大（1）、大盅（1）、二两（1）、二两四钱（1）、二匙（1）、六钱（1）、如鸡子大（1）、三钱五分（1）、四钱（1）、少许（1）、五钱（1）、五匙（1）、一杯（1）、一分（1）、一鸡子黄大（1）、一斛（1）、一酒杯（1）、一两许（1）

汉代药物剂量的古今折算在学界一直存在争议，小建中汤的药物剂量的考证，主要基于历代度量衡制度的变迁、出土度量衡实物及古籍记载综合考证。其一，参考现代权威著作《中国科学技术史·度量衡卷》[1]折算东汉时期的药物剂量，一斤为222g，一两为13.875g，一升为200mL，一合为20mL。其二，根据出土度量衡文物"光和大司农铜权""商鞅铜方升"等现存文物折算一斤为今之250g，一两为15.625g，一升为200mL。学者杜茂波[2]通过文献考据、实测数据及出土文物进行推算，明确了汉代度量衡产生的依据是黍，换算关系为一两为15.625g，一升为200mL。其三，现代学者程磐基[3]研究，认为东汉时期的衡值与现代剂量换算，一斤合220～250g，一两合13.75～15.625g。另外，大枣以枚计，然枣有大小，全小林等[4]

[1]丘光明,邱隆,杨平.中国科学技术史·度量衡卷[M].北京:科学出版社,2017:236,249.

[2]杜茂波.《伤寒论》药物剂量问题探讨[J].中国中药杂志,2019,44(22):5012-5016.

[3]程磐基.汉唐药物剂量的考证与研究[J].上海中医药杂志,2000(3):38-41.

[4]全小林,穆兰澄,姬航宇,等.《伤寒论》药物剂量考[J].中医杂志,2009,50(4):368-372.

通过实测，河北产鼠李科大枣 30 枚为 120g，以此换算，12 枚大枣为 48g。

综上所述，《伤寒论》中方剂剂量的换算基本集中于一两合 13.75 ~ 15.625g，一升为 200mL。最后，我们根据国家中医药管理局《古代经典名方关键信息表（"竹叶石膏汤"等 25 首方剂）》公布的 25 首方剂关键信息表，《伤寒论》经典名方的计量，一两为 13.80g，计算小建中汤药物剂量为桂枝 41.40g，甘草 27.60g，芍药 82.80g，生姜 41.40g，大枣 48.00g，胶饴 200mL。

（七）药物炮制

1. 桂枝

桂枝为樟科植物肉桂 *Cinnamomum cassia* Presl 的干燥嫩枝，具有发汗解肌、温通经脉、助阳化气、平冲降气之效[1]。

在历代医籍记载中，桂类药材的品种繁多，桂枝的争议比较大。单从名称上看，《神农本草经》中出现"牡桂"和"箘桂"两种。梁代陶弘景《本草经集注》称桂有三种：菌桂、牡桂、桂。此后在本草医籍中，桂类药物的名称多有变化。《本草图经》[2]将"牡桂"和"箘桂"均归入"桂"条目下。在桂条目中，"有筒桂、肉桂、桂心、官桂、板桂之名，而医家用之，罕有分别者"。《新修本草》[3]将"牡桂""箘桂""桂"三条目分列，于"牡桂"中言：牡桂，"一名肉桂，一名桂枝，一名桂心，出融州、柳州、交州甚良"。可见唐及唐以前本草中，对桂、肉桂、桂枝的区分并不明确。东汉时期《伤寒论》中的桂枝，为北宋时期林亿等校注时，统一校注为桂枝。宋元时期，明确桂枝乃小嫩枝条，取其轻薄而能发散之功。《汤液本草》[4]称："仲景汤液用桂枝发表，用肉桂补肾。"《本草纲目》[5]中，桂枝非枝，又名肉桂。"牡桂……其嫩枝皮半卷多紫，而肉中皱起，肌理虚软，谓之桂枝，又名肉桂。"《炮炙全书》[6]对桂枝、肉桂、桂心、官桂进行了明确的区分，言："桂有等，肉桂乃近根之最厚者，辛烈肉厚；官桂即在中之次，厚者味稍淡于肉桂，皮薄少脂。因桂多品，而取其品之最高乃上等，供官之桂也。桂心即去其上粗皮而留其近木之味辛而最精者。桂枝即顶上细枝条，春夏禁服，秋冬宜煎。"由此可知，桂枝为肉桂的嫩枝条。现代文献考证，宋以前桂枝与肉桂、桂心为同一物，南宋金元时期桂枝分化为肉桂的嫩枝条[7-8]。其功效研究发挥，在明代

[1]国家药典委员会.中华人民共和国药典[M].北京:中国医药科技出版社,2020:288–289.

[2]苏颂.本草图经[M].尚志钧,辑校.合肥:安徽科学技术出版社,1994:330–331.

[3]苏敬.新修本草[M].尚志钧,辑校.合肥:安徽科学技术出版社,1959:305.

[4]王好古.汤液本草[M].崔扫麈,尤荣辑,点校.北京:人民卫生出版社,1987:125.

[5]李时珍.新校注本 本草纲目[M].刘衡如,刘山水,校注.北京:华夏出版社,2011:1293.

[6]稲生宣义.炮炙全书[M].刘训红,吴昌国,许虎,校注.北京:中国中医药出版社,2016:66–67.

[7]汤小虎,邓中甲.肉桂、桂枝药材分化的年代考证[J].中药材,2008(1):156–158.

[8]宋立人.桂的考证[J].南京中医药大学学报(自然科学版),2001(2):73–75.

逐渐深入,清代全面总结,与现代功能主治基本一致[1]。由此可知,小建中汤中的桂枝与2020年版《中华人民共和国药典》中的桂枝相符,炮制方法同2020年版《中华人民共和国药典》,具体为"除去杂质,洗净,润透,切厚片,干燥"。

2. 芍药

《伤寒论》小建中汤中以芍药为名,却未指明是白芍还是赤芍。《神农本草经》中芍药的性味功效亦未区分白芍、赤芍。梁朝陶弘景在《本草经集注》中提出芍药有赤、白之分,提出"赤者小利",其产地"出白山、蒋山、茅山最好(今江苏省境内)"。宋元时期的本草著作中已言明芍药分赤芍、白芍两种。宋代苏颂《本草图经》以根的颜色区分赤芍、白芍。元代王好古《汤液本草》[2]以花的颜色区分赤芍、白芍。赤芍花赤,白芍花白,"白补而赤泻"。明代刘文泰《本草品汇精要》[3]将白芍药、赤芍药分立条目而论,白芍药"质类乌药而细白,色白,味苦酸,性平微寒,气薄味厚阴中之阳,主腹痛健脾,行手太阴经足太阴经";赤芍药"质类乌药而皮赤,色赤,味酸苦,性微寒泄,气薄味厚阴中之阳,主活血止痛,行手足太阴经"。明末倪朱谟《本草汇言》[4]更是明确白芍之功效,且言明《伤寒论》中多用白芍药,"白芍药,扶阳收阴,益气敛血之药也……故同甘草,止气虚腹痛……同姜、枣,散风寒于表热里虚之时……故仲景治伤寒,多用白芍药,以其退寒热,利小便也。"清代张璐《本经逢原》[5]中表述白芍药为"建中汤中用以培土脏,而治阳邪内陷腹痛,此皆仲景用药之微妙,端不外《本经》之义"。综上所述,可知仲景小建中汤方中"芍药"应该为"白芍"。根据2020年版《中华人民共和国药典》[6],白芍为毛茛科植物芍药 *Paeonia lactiflora* Pall. 的干燥根,具有养血调经、敛阴止汗、柔肝止痛、平抑肝阳之效。

关于芍药炮制,《伤寒论》中未有提及,多认为是生用。雷敩著《雷公炮炙论》[7]曰:"凡使芍药……将蜜水拌蒸,从巳至未,晒干用。"《本草蒙筌》载:"赤白因异,制治亦殊。"赤芍药生用,白芍药酒炒。《濒湖炮炙法》[8]谓:"今多生用,惟避中寒者以酒炒,入女人血药以醋炒。"以上表明,白芍的炮制方法有曝干生用、蜜蒸、酒炒及醋炒等。

故而小建中汤中的白芍多为生用。少数医籍,如《圣济总录》《松厓医径》《幼科惊搐门》《集验良方》等载为酒炒,《痎疟论疏》[9]曰:"削去皮一层,蜜水润透,蒸曝三

[1]王玉环,于彩那.桂枝功效的本草考证[J].亚太传统医药,2018,14(3):66-67.

[2]王好古.汤液本草[M].崔扫麈,尤荣辑,点校.北京:人民卫生出版社,1987:80-81.

[3]刘文泰.本草品汇精要[M].北京:人民卫生出版社,1982:302-303.

[4]倪朱谟.本草汇言[M].戴慎,陈仁寿,虞舜,点校.上海:上海科学技术出版社,2005:133.

[5]张璐.本经逢原[M].赵小青,裴晓峰,校注.北京:中国中医药出版社,1996:60.

[6]国家药典委员会.中华人民共和国药典[M].北京:中国医药科技出版社,2020:108-109.

[7]雷敩.雷公炮炙论[M].张骥,补辑.施仲安,校注.南京:江苏科学技术出版社,1985:27.

[8]李时珍.濒湖炮炙法[M].尚志钧,集.芜湖:皖南医学院科研科,1984:29.

[9]卢之颐.芷园素社痎疟论疏[M].北京:中国中医药出版社,2016:29.

次，锉碎。"其余都如原方未标注，或标注药性微寒，味酸。2020 年版《中华人民共和国药典》[1]载"洗净，润透，切薄片，干燥"。遵循古籍本义及现代中药炮制方法，建议白芍生品入药即可。

3. 甘草

甘草为豆科植物甘草 *Glycyrrhiza uralensis* Fisch.、胀果甘草 *Glycyrrhiza inflata* Bat. 或光果甘草 *Glycyrrhiza glabra* L. 的干燥根和根茎，具有补脾益气、清热解毒、祛痰止咳、缓急止痛、调和诸药之效 [2]。

甘草于《神农本草经》中为上品，在《本草经集注》中亦为草木上品。《证类本草》[3]给予甘草"国老"的称谓——"国老，即帝师之称，虽非君，为君所宗"。

关于炮制，小建中汤中甘草的炮制方法为"甘草（炙）"，在 2020 年版《中华人民共和国药典》中将炙甘草于甘草之后单独列一条，炮制以甘草片，蜜炙法炒至黄色至深黄色。张迪[4]、朱雅凡[5]等经文献考证表明，蜜法炙甘草最早出现于唐代《千金翼方》，仲景时期的炙甘草为当今的炒甘草。高新颜等[6]通过汉至宋元时期的甘草炮制沿革及炙法的历史考证表明，此处的"炙"为直火烘烤，接近于现今的单炒（清炒）法。王野[7]在本草考证的基础上，对生甘草、炒甘草、蜜炙甘草的炮制工艺及饮片质量进行比较研究，表明仲景《伤寒论》中所用的"炙"甘草应为不加任何辅料的直接烘烤或炒，不同于现代的蜜炙甘草。遵循古籍本义及现代中药炮制规范，建议"甘草（炙）"为不加任何辅料的直接烘烤或炒。

4. 生姜

生姜为姜科植物姜 *Zingiber officinale* Rosc. 的新鲜根茎，味辛，性微温，具有解表散寒、温中止呕、化痰止咳、解鱼蟹毒之效 [8]。

生姜有悠久的药用历史，历代本草著作中均有记载。《神农本草经》中就已记载了干姜的性味及功能主治，可见干姜的药用价值明确，功效为优，历史悠久。《本草经集注》中生姜附于干姜条目下，其性味主治描述清晰："味辛，微温。主治伤寒头痛鼻塞，咳逆上气，止呕吐。"《本草图经》[9]记载"生姜，以汉、温、池州者为良"。《本草纲目》将生姜从干姜中分出，自草部移入菜部。

[1]国家药典委员会.中华人民共和国药典[M].北京:中国医药科技出版社,2020:108-109.

[2]国家药典委员会.中华人民共和国药典[M].北京:中国医药科技出版社,2020:88.

[3]唐慎微.证类本草 重修政和经史证类备急本草[M].北京:华夏出版社,1993:152.

[4]张迪,陈萌,张冬梅,等.《伤寒论》中炙甘草应为今之炒甘草[J].环球中医药,2019,12(11):1672-1674.

[5]朱雅凡.仲景"炙"法原貌考证及炙甘草抗溃疡作用的研究[D].北京:北京中医药大学,2019:13.

[6]高新颜,朱晶晶,朱建平.《金匮要略》中甘草炮制的文献考证[J].中国实验方剂学杂志,2021,27(21):181-187.

[7]王野.甘草之"炙"古今不同炮制方法及饮片质量的比较研究[D].长春:长春中医药大学,2020:63.

[8]国家药典委员会.中华人民共和国药典[M].北京:中国医药科技出版社,2020:104-105.

[9]苏颂.本草图经[M].尚志钧,辑校.合肥:安徽科学技术出版社,1994:156.

生姜为药用鲜品，2020 年版《中华人民共和国药典》中其炮制之法为"除去杂质，洗净，用时切厚片"。遵循古籍本义及现代中药炮制规范，建议以鲜品生姜切厚片入药即可。

5. 大枣

大枣为鼠李科植物枣 *Ziziphus jujuba* Mill. 的干燥成熟果实，味甘，性温，具有补中益气、养血安神之效[1]。

大枣是常见的食药物质，在方剂中的运用十分广泛。大枣作为药用本草，最早见于《神农本草经》，为上品，该书所载性味功效与今之大枣一致。《名医别录》[2]曰："一名干枣，一名美枣，一名良枣。八月采，曝干……生河东。"《本草经集注》记载"旧云河东猗氏县枣特异，今出青州、彭城，枣形小，核细，多膏，甚甜，郁州互市亦得之，而郁州者亦好，小不及尔"。《本草图经》中不同形态、不同产地枣之称谓颇多，谓之壶枣、腰枣、鹿卢枣、白枣、酸枣、羊枣、羊矢枣、苦枣。《本草衍义》[3]记载："今先青州，次晋州，此二等可晒曝入药，益脾胃为佳。余只可充食用。"《本草品汇精要》[4]谓："〔图经曰〕生河东平泽，今近北州郡及江南广州皆有之。〔陶隐居云〕出郁州及东临沂金城。〔道地〕青州晋州绛州为佳。"比较全面地总结了大枣的道地性。

《炮炙全书》[5]中对大枣的炮制论述得比较全面："六七月采，曝干，坚实肥大者佳，忌与葱、鱼同食，杀乌头、附子毒，入药劈去核。枣有大小数种，小者只可充果食，入药唯用大枣，形大而核小多膏、味甘美者为良。其虽大而不肉厚，坚燥少脂者不堪。"

故而小建中汤中"大枣（擘）"，炮制方法是以大枣"除去杂质，洗净，晒干，用时破开或去核"。

6. 胶饴

《伤寒论》中小建中汤以胶饴为君。《本草经集注》中谓："方家用饴糖，乃云胶饴，皆是湿糖如厚蜜者，建中汤多用之。"此即明确胶饴即饴糖。《本草衍义·第二十卷》谓："（饴糖）即餳是也。"《神农本草经疏》载："饴糖用麦蘖或谷蘖同诸米渍熬炼而成，故其味甘气温无毒。入足太阴，亦入手太阴经。甘入脾，而米麦皆养脾胃之物，故主补虚乏。仲景建中汤用之是也。"说明饴糖的制法及其性味归经。《本草品汇精要·卷三十五》[6]对饴糖的论述最为完整："（饴糖）其色紫凝如深琥珀色，谓之胶饴，色白而

[1]国家药典委员会.中华人民共和国药典[M].北京:中国医药科技出版社,2020:23-24.

[2]陶弘景.名医别录[M].尚志钧,辑校.北京:人民卫生出版社,1986:88.

[3]寇宗奭.本草衍义[M].北京:人民卫生出版社,1990:148.

[4]刘文泰.本草品汇精要[M].北京:人民卫生出版社,1982:770.

[5]稻生宣义.炮炙全书[M].刘训红,吴昌国,许虎,校注.北京:中国中医药出版社,2016:57.

[6]刘文泰.本草品汇精要[M].北京:人民卫生出版社,1982:815.

枯者，非胶饴，即饧糖也，不入药用，中满不宜用，呕家切忌，仲景谓呕家不用建中汤以甘故也。收瓷器贮之……味甘，性微温，气之厚者阳也，香，行足太阴经。"后世医家皆以此为发挥。《雷公炮制药性解》称："味甘，微温无毒，入肺脾二经。主和脾润肺，补虚止渴，消痰理嗽，建中敛汗。"增加了入肺经，功效的记载比较完整。

但在现行的 2020 年版《中华人民共和国药典》中未收录饴糖。古今诸多医家认为，饴糖是小建中汤之君药，是小建中汤发挥甘温润脾土功效的关键，有"除饴糖不建中"之说。现代临床应用小建中汤时或去掉饴糖，或用红糖、麻糖、高粱饴、麦芽糖替代，均有悖建中原义。有学者[1]对饴糖的品种进行考证，认为小建中汤中的饴糖当取"胶饴"，"糖之轻者"，以甘缓中，以濡润缓中，现今以蜜、红糖、蔗糖代饴糖，有酿湿成痰之患。又有学者[2]从饴糖制法及其性味功效出发，发现山药与麦芽同用，经糖化发酵代替饴糖行使温中补虚之功效。而在小建中汤对胃溃疡模型小鼠的实验研究中，小建中汤饴糖组和葡萄糖组能明显降低小鼠溃疡指数，对小鼠胃溃疡具有一定的预防和保护作用[3]。有学者[4]以网络药理学方法研究小建中汤治疗胃溃疡的分子机制，预测君药饴糖治疗胃溃疡的关键靶点，发现饴糖主要通过作用于血管内皮生长因子 A（VEGFA）、转录激活因子 3（STAT3）等靶点促进溃疡愈合。因此，在临床上，小建中汤应用需重视饴糖的使用，积极探究饴糖的作用机制及配伍意义，挖掘饴糖的药用价值，寻找和规范更为合适的替代品。

（八）制法、煎服法及禁忌

1. 制法

小建中汤制备方法的记载中，包括㕮咀、切、锉、细切、咀。制备大小包括"锉如麻豆大""粗捣筛""为散""为粗末""锉散""锉为末"。上述制法均为现代药材饮片加工的方法。小建中汤组成药物符合 2020 年版《中华人民共和国药典》规定的药材饮片制备方法。

2. 煎服法

《伤寒论》记载煎服法为"上六味，以水七升，煮取三升，去滓，内饴，更上微火消解，温服一升，日三服"。其后医籍的煎服方法与《伤寒论》原书记载基本一致的记录有 112 条，如《备急千金要方》《外台秘要》《普济方》《景岳全书》等。宋代

[1]曹頔,周永学.小建中汤中饴糖品种考释[J].湖北中医杂志,2017,39(5):44–46.

[2]袁荣金,周天梅.小建中汤中饴糖的替代品探讨[J].江苏中医药,2020,52(3):76–77.

[3]史琴,沈祥春.小建中汤有无饴糖对实验性脾虚证小鼠血管活性肠肽的影响[J].时珍国医国药,2010,21(5):1163–1164.

[4]张雪薇,李镇,陈璇.小建中汤治疗胃溃疡分子机制的网络药理学研究[J].中国药业,2024,33(10):70–76.

庞安时《伤寒总病论》[1]载:"咬咀,水二升半,煮取九合,去滓,方下饴糖,煎令化。每温饮一汤盏,日进二三服。"结合剂量考证可知,原方为加水1400mL,煮取600mL,除去药渣,纳入饴糖,再入微火消解,分成3次服用。

其余所载煎煮方法相较《伤寒论》简洁,如《丹溪心法》记载为"上咬咀,水煎",《医方集解》记载为"微火解服",《集验良方》记载为"水煎,日三服",《幼幼集成》记载为"净水浓煎,半饥服"。个别医书服用方法略有差异,如《类证活人书》记载"温服,日三服,夜二服,尺脉尚迟,再作一剂"。《医垒元戎》记载为"温化服,日三夜二"。

3. 禁忌

张仲景于《伤寒论》中言明:"呕家不可用建中汤,以甜故也。"后世医家大多亦以此为小建中汤之禁忌。《外台秘要》[2]在此基础上又言:"忌海藻、菘菜、生葱。"另有医家认为呕吐不用建中汤与甘草相关。如元代王好古《医垒元戎》[3]称"呕家不可用此汤,以其有甘草故也",清代梁文科《集验良方》[4]谓"呕减甘草"。本研究所搜集的资料中,有58条涉及服用禁忌,其中56条标明"以甜故也"。由此可知,有呕吐症状者忌服本方。

三、小结

本研究通过系统整理小建中汤相关古代文献,对该方的历史源流、方剂组成、主治病症、方义、剂量、药物炮制等关键问题进行考证分析,归纳其关键信息。结果显示,小建中汤源于《伤寒论》,由桂枝、白芍、甘草、生姜、大枣、胶饴6味药物组成。药物基原考证结合本草古籍、已发表的药物本草考证结果,与2020年版《中华人民共和国药典》一致。在炮制方面,桂枝、白芍、生姜、大枣,均为生品,与《中华人民共和国药典》一致;甘草为炙甘草,生品甘草直火烘烤;饴糖《中华人民共和国药典》上未收录,临床采用麦芽糖、红糖、麻糖、高粱饴替代。在剂量方面,桂枝41.40g,甘草27.60g,芍药82.80g,生姜41.40g,大枣48.00g,胶饴200mL。煎煮方法为加水1400mL,煮取600mL,除去药渣,纳入饴糖,再入微火消解,分成3次服用。建议在后续的研究中,讨论全方剂量取整、确定饴糖的替代品及替代品的剂量等问题。

小建中汤临床疗效明确,应用广泛,疗效显著。本节梳理小建中汤历史源流,对

[1]庞安时.伤寒总病论[M].邹德琛,刘华生,点校.北京:人民卫生出版社,1989:35-36.

[2]王焘.外台秘要[M].北京:人民卫生出版社,1955:481.

[3]王好古.医垒元戎[M].竹剑平,欧春,金策,校注.北京:中国中医药出版社,2015:7.

[4]梁文科.集验良方[M].耕夫,孟锐,点注.北京:中国中医药出版社,1992:59-60.

其关键信息进行考证，为小建中汤的临床应用提供参考和借鉴，也为古代经典名方研发提供文献支撑，推动中医药守正创新和中药产业高质量发展，更好发挥中医药特色优势，保障人民健康。

第二节　基于CiteSpace的小建中汤研究热点及趋势分析

通过知识图谱可视化分析小建中汤的现代文献研究，探究其研究热点、前沿及趋势。以中国知网、万方、维普和中国生物医学文献服务系统（SinoMed）为检索数据库，检索自建库至2023年末有关小建中汤研究的期刊论文，运用CiteSpace 6.1.R5软件分析其作者、机构及关键词，绘制可视化图谱。共纳入809篇文献，发文呈波浪式上升趋势，共涉及1671位作者，643个机构，1709个关键词。内容包括小建中汤的临床应用、实验研究《伤寒论》《金匮要略》的相关理论研究等。结论：①研究热点主要集中在小建中汤加减及（或）联合中医药疗法对脾胃系疾病临床应用；②研究前沿及趋势为脾胃虚寒证、虚劳的病因病机、理法方药的基础理论和临床应用扩展研究；③小建中汤作用靶点及分子机制可以作为未来实验研究的方向。

小建中汤出自汉代张仲景的《伤寒论》，由桂枝、芍药、甘草、生姜、大枣、饴糖6味药物组成。国家药品监督管理局、国家中医药管理局先后发布多项鼓励性政策，包括经典名方目录、复方制剂药学研究指导原则、关键信息考证原则等，极大地推动了古代经典名方的研究。《伤寒论》[1]中记述小建中汤的主症为"伤寒，阳脉涩，阴脉弦，法当腹中急痛者"，"伤寒二三日，心中悸而烦者"。《金匮要略》[2]中记述"虚劳里急，悸，衄，腹中痛，梦失精，四肢酸疼，手足烦热，咽干口燥"，"男子黄小便自利"，"妇人腹中痛"。现代教材[3]中，小建中汤为温里剂，具有温中补虚、和里缓急之功效，主治中焦虚寒、肝脾不和证。临床上常用于治疗胃及十二指肠溃疡、慢性肝炎、神经衰弱、再生障碍性贫血、白血病、功能性发热等[4]。

文献计量学是情报学与数学、统计学等学科的交叉学科[5]。运用文献计量学对某领域发表文献进行分析，可以确定该领域的发展潜力和学科热点、学科趋势。CiteSpace软

[1]张仲景.伤寒论[M].文棣,校注.北京:中国书店,1993:39.

[2]张仲景.金匮要略[M].于志贤,张智基,点校.北京:中医古籍出版社,1997:16.

[3]邓中甲.方剂学[M].上海:上海科学技术出版社,2008:118–119.

[4]顿宝生,周永学.方剂学[M].北京:中国中医药出版社,2006:151–153.

[5]吴爱芝.文献计量学在图书馆业务中的应用现状与前景[J].河南图书馆学刊,2016,36(3):60–63.

件是陈超美博士开发的一款信息可视化软件，是绘制科学知识图谱的主要工具之一[1]。

近年来，小建中汤的研究文献逐渐增多，其临床应用范围不断增加，实验研究不断深入，但研究内容较为分散，缺乏对其研究脉络全面系统的梳理与探讨。本研究采用文献计量学的研究方法，通过知识图谱对小建中汤相关文献进行定性及定量研究，分析小建中汤的研究热点、前沿及趋势，为理论研究、实验研究及临床应用提供参考。

一、资料与方法

（一）文献检索

检索中国知网、万方、维普及中国生物医学文献服务系统等数据库。时间范围为各数据库建库至 2023 年末。中文检索词：小建中汤。检索式：#1（主题 = 小建中汤）（CNKI）; #2 主题:（小建中汤）（WanFang）; #3（摘要 = 小建中汤）（VIP）; #4"小建中汤"常用字段：智能（SinoMed）。

（二）纳入与排除标准

根据研究目的制订纳入标准和排除标准，选择合格的文献，并以此为依据，对收集的文献进行筛选。

1. 纳入标准

公开发表的与小建中汤研究相关的期刊文献。

2. 排除标准

①养生科普、综述、系统评价等文献；②无作者、年份、关键词等信息的文献；③与本研究主题明显无关的论文。

（三）数据处理

选用 NoteExpress 管理文献。首先，进行查重，去除重复文献；其次，浏览题目、关键词和摘要，根据文献排除标准进行文献筛选；最后，对关键词进行规范化处理，如《伤寒论》合并于"伤寒论"，《金匮要略》合并于"金匮要略"，"疗效""治疗效果"合并于"临床疗效"等。

本研究采用文献计量学及可视化的方法对数据进行分析。采用 Excel2016 绘制发文趋势图、来源期刊图，采用 CiteSpace 6.1.R6 软件绘制关键词共现、关键词聚类、关键词时间线、关键词突现、作者合作网络和机构合作网络图。

[1]刘则渊.视觉思维、数学思维和哲学思维的集成之作——陈超美著《科学前沿图谱》中译本推介[J].科学与管理,2014,34(3):25-26.

二、结果与分析

（一）文献检索结果

经过系统检索，共搜集到中文期刊文献 2727 篇，其中中国知网 767 篇、万方 627 篇、维普 667 篇及中国生物医学文献服务系统 666 篇。经过 NoteExpess 文献管理软件去重后为 1370 篇。通过阅读题目、关键词和摘要，根据纳入与排除标准严格筛选文献，最后共纳入文献 809 篇。

扫一扫，了解更多信息
（文献检索策略）

（二）发文量分析

经统计，1985—2023 年我国发表的有关脾胃病经典名方小建中汤文献共 809 篇。发文量整体呈现缓慢波动上升后维持平衡，可分为以下 3 个阶段：① 1985—1995 年，属于萌芽阶段；② 1996—2011 年，属于平稳积蓄阶段；③ 2012—2023 年，属于快速发展阶段。

扫一扫，了解更多信息
（年度发文量分布）

（三）文献来源分析

纳入研究的 809 篇文献共来源于 249 种期刊。发文量前 20 的期刊，见表 1-3。发文最多的期刊为《河南中医》，共 46 篇，其次为《光明中医》37 篇，《内蒙古中医药》19 篇，《中国中医药现代远程教育》16 篇，《中医学报》16 篇和《新中医》16 篇。发文量排名前 20 的期刊发文量占比为 38.44%。

表 1-3　小建中汤相关期刊发文量统计

序号	期刊名称	发文量/篇	序号	期刊名称	发文量/篇
1	河南中医	46	11	陕西中医	12
2	光明中医	37	12	国医论坛	12
3	内蒙古中医药	19	13	山西中医	12
4	中国中医药现代远程教育	16	14	中华中医药杂志	12
5	中医学报	16	15	实用中医内科杂志	11
6	新中医	16	16	中国民间疗法	11
7	环球中医药	13	17	中医临床研究	11
8	时珍国医国药	12	18	山东中医杂志	11
9	江苏中医药	12	19	中文科技期刊数据库 医药卫生	10
10	浙江中医杂志	12	20	中医药学报	10

（四）作者合作网络分析

本研究运用 CiteSpace 6.1.R6 软件，分析小建中汤研究领域研究者合作与交流关系，作者合作网络包含 287 个网络节点，66 条合作连线，网络密度（Density）=0.0016。由作者合作网络可以看出，该领域尚未形成明显的核心作者群及核心研究团队。由普赖斯定律 $M = 0.749 \times \sqrt{N_{max}}$ 可知[1]，核心作者最少发文量 ≈ 2，核心作者发文量占总发文量 8.87%，由此亦可知，小建中汤研究领域研究者众多，团队间的合作较为稀疏。其中发文量最多的作者为周永学（陕西中医药大学），共 9 篇，他认为小建中汤意在"建中州"，"顾护脾胃"是小建中汤的立方之旨，中焦健运，气血充盈，营气内守而卫外能固，使外邪不干。小建中汤治疗胃肠疾病的同时，在妇科、儿科等内伤杂病方面也广泛应用，既体现了中医的"治未病"思想，亦体现了中医异病同治的思想[2-3]。另外，对饴糖的考证，曹頔等[4]认为仲景建中汤所涉"饴糖"当源之于谷物，以甘缓中，以濡柔之性缓中，从器质和功能上同时达到顾护脾胃的目的，现今的临床应用与实验研究用饧、蜜、蔗糖作为替代品，不仅与原方中饴糖顾护脾胃思想相去甚远，更有酿湿成痰之患。此外，小建中汤具有抗炎、保护胃黏膜[5-6]、调控肠道微生态[7]、调节免疫功能、抗疲劳[8]的作用。

扫一扫，了解更多信息
（作者合作网络）

（五）机构合作网络分析

本研究应用 CiteSpace 软件对小建中汤研究领域的机构合作关系进行绘图，其中节点名称大小代表发文量多少，节点间连线代表机构的合作关系。机构合作网络包含 268 个节点，11 条合作连线，Density=0.0003。发文量前十位的机构共发文 78 篇，占总发文量的 9.64%。通过表 1-4 可知，发文频次较高的机构为山东中医药大学（14），其后为河南中医药大学（12）、北京中医药大学（11）、南京中医药大学（10）。通过可视化软件计算

扫一扫，了解更多信息
（机构合作网络）

[1] 刘奕杉,王玉琳,李明鑫.词频分析法中高频词阈值界定方法适用性的实证分析[J].数字图书馆论坛,2017(9):42-49.

[2] 曹頔,周永学,王政,等.从小建中汤探讨"建中州"的治未病思想[J].河南中医,2017,37(3):375-377.

[3] 王政,周永学.小建中汤治疗胃肠疾病[J].吉林中医药,2015,35(10):1006-1008.

[4] 曹頔,周永学.小建中汤中饴糖品种考释[J].湖北中医杂志,2017,39(5):44-46.

[5] 刘茜,周永学,王斌,等.小建中汤对脾胃虚寒大鼠IL-6、GAS水平的影响[J].陕西中医,2011,32(3):368-369.

[6] 周永学,刘茜,王斌.小建中汤抗脾胃虚寒大鼠脂质过氧化损伤及环核苷酸水平紊乱的研究[J].中国实验方剂学杂志,2011,17(23):151-154.

[7] 张家祥,周永学,周小燕.基于肠道微生态探讨小建中汤治疗消化性溃疡[J].现代中西医结合杂志,2022,31(3):372-376.

[8] 潘亚磊,彭博,白亚茹,等.小建中汤抗大鼠疲劳的作用机制初探[J].现代中西医结合杂志,2019,28(9):917-919.

各发文机构中心性，结果为 0。综上可知，发文机构之间关联性低，机构分布不集中。

表 1-4　发文机构频次表（前 10）

序号	机构名称	频次	序号	机构名称	频次
1	山东中医药大学	14	6	中国中医科学院广安门医院	6
2	河南中医药大学	12	7	黑龙江中医药大学	6
3	北京中医药大学	11	8	山西中医药大学	4
4	南京中医药大学	10	9	湖南中医药大学第一附属医院	4
5	天津中医药大学	7	10	北京中医药大学东直门医院	4

（六）关键词分析

1. 关键词共现

关键词是文献研究内容的高度概括，关键词共现分析可以帮助研究者找到文章中高频使用的关键词及关键词之间的相关性，进而推测出该学科的研究热点及相关性。

所纳入分析的 809 篇文献，共出现关键词 1709 个。经规范化处理后，运行 CiteSpace v6.1.R6 软件对关键词进行统计分析，得到关键词共现图谱。年轮图节点的颜色反映不同时间切片的发文量。节点的大小反映发文量的多少，年轮节点反映关键词节点频数[1]。关键词共现图谱包含 229 个节点，302 条共现连线，Density=0.0116。中心性表示节点在网络中的重要性，其中中心性 ≥ 0.1 的节点可称为关键节点。本研究中关键节点共有 20 个。高频关键词（前 20）见表 1-5。小建中汤的研究重心在理论研究和临床应用两方面：理论研究包括张仲景、伤寒论、金匮要略、经方等。临床应用：①治法方药，包括消化性溃疡、脾胃虚寒、中医药疗法、腹痛、桂枝汤、脾胃虚寒型、小建中胶囊等；②临床观察，包括临床疗效、名医经验、临床应用、医案等。

表 1-5　小建中汤相关研究关键词词频表

序号	关键词	频次	中心性	序号	关键词	频次	中心性
1	小建中汤	402	1.04	6	经方	43	0.1
2	张仲景	66	0.29	7	中医药疗法	42	0.19
3	消化性溃疡	55	0.23	8	金匮要略	35	0.12
4	临床疗效	54	0.25	9	桂枝汤	26	0.02
5	伤寒论	52	0.68	10	脾胃虚寒	17	0.21

扫一扫，了解更多信息
（关键词共现）

---

[1]周超峰.文献计量常用软件比较研究[D].武汉：华中师范大学，2017:42.

续表

序号	关键词	频次	中心性	序号	关键词	频次	中心性
11	伤寒杂病论	17	0.06	16	腹痛	12	0.06
12	脾胃虚寒型	17	0.08	17	胃脘痛	9	0.09
13	名医经验	13	0	18	小建中汤/治疗应用	8	0.02
14	临床应用	12	0.26	19	小建中胶囊	8	0
15	医案	12	0.18	20	黄芪建中汤	8	0.06

2. 关键词聚类

关键词聚类是将研究对象按照相似程度进行划分的方法。同一类中元素的同质化最大，不同类中元素的异质性最大。关键词聚类是在关键词共现的基础之上，将相似、相关高频共现关键词基于一定算法划归为同一标签之内[1]。对小建中汤进行关键词聚类研究，得到前 10 个有意义聚类。聚类模块化（Q 值）为 0.7885，表示聚类结构显著。平均轮廓值（S 值）为 0.8675，表示网络同质性高。Q 值＞0.3 且 S 值＞0.7，满足聚类结构显著且结果有效可信。具体见表 1–6。

根据聚类标签，可以将小建中汤研究分为 4 个研究主题。①方剂名称：#0 小建中汤；②基础理论研究：#2 伤寒论、#3 张仲景、#7 仲景、#8 金匮要略；③功能主治：#1 脾胃虚寒、#6 消化性溃疡、#9 腹痛；④研究方向：#4 临床疗效、#5 临床应用。聚类网络中，各聚类团块多有叠加，彼此交错，表明各聚类内容相互影响且联系紧密。

表 1–6　小建中汤相关研究关键词聚类表

标签	节点数	轮廓值	平均年份	关键词
0	44	0.939	2000	小建中汤；理中汤；桂枝汤；张仲景；甘温除热
1	27	0.972	2005	脾胃虚寒；中医药疗法；健脾；中药；黄芪建中汤
2	21	0.939	1997	伤寒论；医案；临床报道；中医治疗；经方
3	21	0.891	2005	张仲景；伤寒杂病论；桂枝汤；奔豚气；消化性溃疡
4	17	0.975	2019	临床疗效；小建中汤加减；不良反应；推拿
5	15	0.961	2007	临床应用；脾胃虚寒证；失眠；病机
6	13	1	2013	消化性溃疡；脾胃虚寒型；温针灸；治疗
7	9	0.968	1986	仲景；调补脾胃；阴阳气血；临床表现；鉴别方法
8	9	1	2008	金匮要略；太阴病；太阳病；肺经病；"大实痛"
9	8	0.972	2010	腹痛；脾虚；生长发育；虚寒；线粒体自噬

[1]杨倩.常见文献计量学工具的分析功能比较研究[J].情报探索，2021(10):87–93.

3.关键词时间线

在时间线（Timeline）中相同聚类的文献被放置在同一水平线上，进一步反映聚类所关注的时间特征，并通过突发性探测和中介中心性指标来测度各个类别中的重要节点[1]。通过时间显示该研究方向趋势的热度情况。

对小建中汤关键词聚类图谱进行时间线分析。1985—2000 年研究热点以小建中汤基础理论研究为主，主要包括伤寒论、金匮要略、张仲景等，且热度持续时间长。2001—2015 年研究热点以临床疗效、临床应用、消化性溃疡及脾胃虚寒为主。2016—2023 年研究热点以小建中颗粒、小建中胶囊、联合推拿、温针灸、脉息术治疗脾胃虚寒型腹痛、消化性溃疡等为主。

扫一扫，了解更多信息
（关键词时间线）

4.关键词突现

关键词突现，指某一关键词在某一时间段的强力出现。通过关键词突现图可以直观了解某领域的前沿和热点。关键词突现图反映不同年份小建中汤研究领域在短期内产生巨大变化的关键词，以及该关键词出现变化的起止年份及突现强度，红色线条代表该词的活跃期。关键词"中医药疗法"突现强度值最大，其次为"伤寒杂病论""桂枝汤"。选取前 25 个关键词进行突现分析，总体研究特点：①"尊古"并古为今用，小建中汤研究热点为 2008—2011 年突现"金匮要略"，2012—2015 年突现"张仲景"，2015 年突现"伤寒论"，2015—2020 年突现"经方"及 2017—2023 年突现"伤寒杂病论"。②小建中汤方剂主要功效是温中补虚，和里缓急，"健脾"，主治"脾胃虚寒""脾胃虚寒证""脾胃虚寒型消化性溃疡"。③小建中汤研究主要集中在"小建中汤/治疗应用"，相关关键词突现"临床应用""临床疗效""医案""名家经验""中医药疗法""中西医结合"等。④小建中汤研究以"腹痛""胃脘痛""心悸"为主症，病以"消化性溃疡""脾胃虚寒型消化性溃疡"为主，方药则出现"小建中胶囊""黄芪建中汤"等。

扫一扫，了解更多信息
（关键词突现）

三、小结

小建中汤首载于东汉张仲景的《伤寒论》，具有温中补虚、和里缓急之功效。本研究共纳入文献 809 篇，采用文献计量学方法对纳入文献进行可视化分析，发现小建中汤发文量总体呈波动上升趋势，研究者对该领域的研究不断深入，研究范围不断扩大，研究成果不断增多。从文献来源来看，《河南中医》《光明中医》《内蒙古中医药》等期刊刊载了较多的小建中汤相关研究文章。从作者分布来看，小建中汤研究领域研究者众多，团队间的合作较为稀疏。周永学教授团队发文量最多，近年来聚焦于小建

---

[1]陈悦,陈超美.引文空间分析原理与应用:CiteSpace实用指南[M].北京:科学出版社,2014:21.

中汤的分子机制及肠道菌群方面的研究。从研究机构来看，小建中汤的研究大多集中在各个中医药院校，然而各个研究机构缺乏跨区域、跨学科的合作与交流，实验研究和临床研究未能进行协同发展。

通过对关键词进行整理分析，基础理论研究和临床应用是小建中汤的研究热点。基础理论研究大致包括三个方面：①张仲景、《伤寒论》、《金匮要略》、经方等经典条文与临床应用的理解认识和扩展延伸，如尹姣等[1]结合《伤寒论》《金匮要略》中"里急"条文的证治，研究经方中关于"里急"腹证的论述；②以现代医学视角诠释经典理论，如张茂云等[2]基于小建中汤药效学本身及"营卫和谐理论"客观地分析、整理"建中"之原意，认为"中"乃"中和""调和"之意；③新理论脉息术在临床实践中的应用，如小建中汤结合脉息术（李树森所创，以患者脉搏与呼吸比为依据，以小建中汤为主方）广泛用于内、外、妇科临证研究，其本质是以脉息比判断患者虚实错杂的疾病实质[3-4]。

在临床应用方面，小建中汤主治消化系统疾病，如消化性溃疡、慢性胃炎、肠易激综合征等。研究者在关注小建中汤临床疗效的同时，亦发现小建中汤通过与其他汤剂、药物联合，或与针灸、推拿、艾灸等外治法联合，会取得良好的临床疗效。从虚劳出发，小建中汤的临床应用扩展至心血管疾病、呼吸系统疾病、免疫与炎症、精神疾病和妇科病等[5-6]。杨军林[7]对74例消化性溃疡患者进行临床观察，结果显示小建中汤可以显著改善临床症状，提高治疗效率，降低复发率。弓艳玲等[8]运用小建中汤联合艾灸配合西药常规治疗，在改善脾胃虚寒型肠系膜淋巴结炎患儿的腹痛、缩小肠系膜淋巴结上效果优于西药组。朱鹏飞等[9]从呼吸、寒湿内伏论治腹泻型肠易激综合征，选方为理中汤合小建中汤，温补与宣散结合，扶正祛邪，托散伏寒，恢复脾阳，充分体现出散寒温中健脾之意，疗效显著。薛鹏等[10]研究显示脓毒性心肌病在西医常规治

[1]尹姣,邓芳芳,曹森.辨析经方之"里急"[J].中国中医基础医学杂志,2020,26(4):529-530.

[2]张茂云,刘宏岩.基于"营卫和谐理论"的小建中汤的系统建构及演变[J].时珍国医国药,2018,29(10):2463-2465.

[3]吴浩玲,于小平,李娜,等.基于"脉息少气理论"应用小建中汤治疗皮肤病[J].河南中医,2023,43(4):496-499.

[4]钟玉娟,王倩,张双喜.长桑君脉法脉息术在慢性非萎缩性胃炎中的临床应用[J].中国当代医药,2022,29(33):109-112.

[5]ERAN EVEN.小建中汤方证研究[D].南京:南京中医药大学,2019:19.

[6]周登威,宋俊生,张佩娜.小建中汤方证临床文献研究[J].河南中医,2014,34(2):191-192.

[7]杨军林.小建中汤治疗消化性溃疡的效果[J].内蒙古中医药,2022,41(7):48-49.

[8]弓艳玲,梁艺,韦小霞.小建中汤联合艾灸治疗小儿肠系膜淋巴结炎疗效观察[J].广西中医药,2021,44(3):24-26.

[9]朱鹏飞,仝小林,黄飞剑,等.从寒湿内伏论治腹泻型肠易激综合征[J].北京中医药,2019,38(3):249-251.

[10]薛鹏,朱亚娟,严羽,等.小建中汤治疗脓毒症心肌病疗效观察[J].中西医结合心血管病电子杂志,2021,9(31):62-64.

疗的基础上配合小建中汤温里散寒，可有效降低 C- 反应蛋白（CRP）、N 端脑钠肽前体（NT-proBNP）水平，改善心功能及胃肠道功能。

近年来，研究人员通过细胞体内外实验、动物实验，探讨小建中汤的作用机制及药理作用。郝佳梦等[1] 通过小鼠负重力竭游泳实验，探讨小建中汤通过 Kelch 样 ECH 关联蛋白 1（Keap1）- 核因子红系 2 相关因子（Nrf2）- 抗氧化反应元件（ARE）信号通路发挥抗疲劳作用。沈祥春等[2] 通过小鼠的炎症模型，观察其血管通透性改变、吞噬指数和溶血空斑光密度（OD 值），验证小建中汤抗炎、增强机体免疫力作用。张朝宁等[3] 采用老龄威斯达（Wistar）大鼠给药，发现小建中汤组血清超氧化物歧化酶（SOD）活性升高，脾、胃和胸腺的脏器指数增加，丙二醛（MDA）含量降低，故而小建中汤具有抗氧化、清除自由基、修复胃黏膜等作用。陶玲等[4] 采用 3 因素 2 水平的正交实验设计，分析处方各因素水平的影响，经化学物质致痛和实验性脾虚模型肠推进率检测，结果发现白芍甘草药对的镇痛作用最强，生姜大枣药对对脾虚模型肠推进率的影响最为显著，小建中汤全方为最佳处方组合。

本研究通过文献计量可视化对小建中汤进行分析，发现有关小建中汤的探索与研究，整体发展态势良好，研究广度和深度不断延伸，学者从基础理论、临床应用、实验研究、药理研究等多方面开展了相应的研究，但仍存在若干急需突破或解决的问题：①加强研究者、研究团队及研究机构的交流和合作，构建跨地区、跨机构、跨学科的多中心合作网络；②临床研究应严格遵循 PICOS 原则，开展多中心、大样本的随机对照试验，完善临床研究的高质量系统评价；③积极开展动物实验研究及细胞学研究，深入探讨小建中汤的有效成分、作用靶点及分子机制。

未来，在《中医药振兴发展重大工程实施方案》（2023 年 2 月国务院办公厅印发）的指引下，经典名方深入开展临床方案优化、中医药疗效与作用机制、临床循证及评价方面的研究，以推进小建中汤复方制剂的研发和临床应用。

[1]郝佳梦,周庆莹,陈章风,等.小建中汤激活Keap1-Nrf2-ARE信号通路抗小鼠运动性疲劳的作用[J].中国老年学杂志,2019,39(23):5800-5803.

[2]沈祥春,陶玲,柏帅.小建中汤抗炎免疫作用的实验研究[J].时珍国医国药,2008(9):2100-2101.

[3]张朝宁,潘虹,陈光顺,等.小建中汤延缓老龄鼠胃衰老的实验研究[J].中国中医药信息杂志,2011,18(6):45-46.

[4]陶玲,柏帅,沈祥春.小建中汤组方配伍效应规律分析[J].时珍国医国药,2009,20(1):92-94.

第二章　麻子仁丸

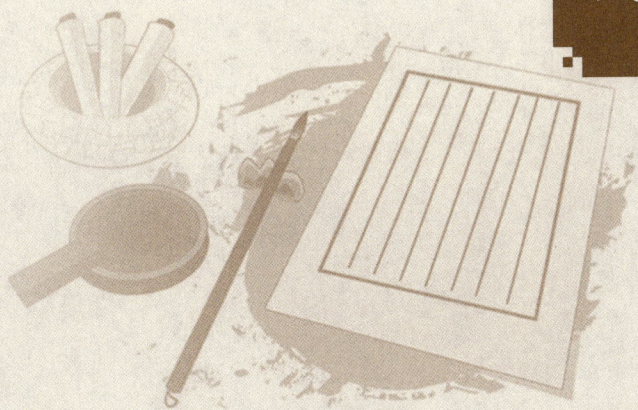

麻子仁丸为东汉张仲景《伤寒论》首创，其异名包括麻仁丸、脾约麻仁丸、脾约丸等，由麻子仁、芍药、枳实、大黄、厚朴、杏仁 6 味药物组成。本章将通过收集整理历代医籍中与麻子仁丸有关的资料，并采用现代文献计量学的研究方法，从麻子仁丸的处方渊源、方义等方面，作出更全面深入的总结和阐述，同时采用文献计量学方法分析近 30 年麻子仁丸相关文献，并进行可视化分析，探究相关领域研究热点，以期为后续研究提供参考。

第一节　麻子仁丸的历史沿革与关键信息考证

本节通过查阅东汉至民国的中医典籍，对麻子仁丸从处方源流、方义、功能主治、药物炮制、煎服法及现代研究等方面进行了深入研究。研究结果表明，麻子仁丸为东汉张仲景《伤寒论》首创，其异名包括麻仁丸、脾约麻仁丸、脾约丸、子和脾约丸等。在历代文献中，其药物组成和主治的描述基本一致，主要以《伤寒论》麻子仁丸为基准，并在此基础上逐渐发展。麻子仁丸主治肠胃燥热引起的脾约证，后世补充了水肿、脚气、中风等适应证。对于苦杏仁的净制多为去皮尖、麸炒，厚朴通常去皮并姜制，大黄则多为生用或酒制。现代应用通常会基于其胃热燥结而导致的津液损伤这一病机，在原方上进行药味和药量的加减，使它的主治范畴更加细化且有所延展，能够用来治疗各类便秘及肠梗阻、痔疮等肠道方面的疾病，同时还能用于治疗喘证。值得注意的是，张仲景认为其剂量为"渐加"，用药当中病即止，不可久服。麻子仁丸关键信息，见表 2-1。

鉴于胃癌患病率的持续增长及全面健康养生观念的日益强化，人们对脾胃病的预防与诊治越发重视。麻子仁丸，主要用于治疗肠胃燥热所导致的便秘，而便秘通常是由脾虚引发的肠道动力不足的病证，由此可知，麻子仁丸在便秘的治疗方面有着重要意义，可为当代脾胃病的预防与诊治提供临床参照，故需对其展开溯源研究。东汉张仲景《伤寒论》中记载的麻子仁丸，是《中华人民共和国药典》收录的第 1985 首方剂（麻仁丸），临床疗效颇佳，现代临床多用于便秘的治疗[1]。目前，关于麻子仁丸及其类方的研究重点落在其药理成分的研究[2]、作用机制的分析[3]、药方加减临床效果的研究[4]等，以及从脾约证的角度解读《伤寒论》中的麻子仁丸[5]。然而，从文献视角来看，针对古代相关医籍内容进行整理与考证的论文较少，正是由于对文献考证的欠缺，所以难以正确认识原方中药物的炮制、剂量、煎服方法等关键信息，这对临床工作及现代方剂的研发造成了较大阻碍。

因此，本节将通过搜集整理医学典籍中与麻子仁丸有关的资料，并采用现代文献计量学的研究方法，从麻子仁丸的组方渊源、方义研究、功能主治研究、传统中药炮制研究、不同患者对麻子仁丸用药剂量的差异、传统煎煮方式和服药方式及现代临床研究等方面，作出更全面深入的总结和阐述，力求为经典名方麻子仁丸的现代研究和运用奠定文献基础。

表 2-1   麻子仁丸关键信息表

基本信息			现代对应情况				
出处	处方、制法及用法	药物名称	基原及药用部位	炮制规格	折算剂量/g	用法用量	功能主治
《伤寒论》（汉代张仲景）	麻子仁（二升）、芍药（半斤）、枳实（半斤，炙）、大黄（一斤，去皮）、厚朴（一尺，炙，去皮）、杏仁（一升，去皮尖，熬，别作脂）	麻子仁（火麻仁）	桑科植物大麻Cannabis sativa L.的干燥成熟种子	生品	170.40	上六味，捣筛，炼蜜为丸，如梧桐子大，饮服十丸，日三服，渐加，以知为度	【功能】润肠泄热，行气通便【主治】肠胃燥热，脾约便秘证；大便干结，小便频数
		芍药（白芍）	毛茛科植物芍药Paeonia lactiflora Pall.的干燥根	生品	69.00		
		枳实	芸香科植物酸橙Citrus aurantium L.或甜橙Citrus sinensis (L.) Osbeck的干燥幼果	炮制品	69.00		

[1]李剑婷.麻子仁丸加减治疗功能性便秘的效果分析[J].名医，2022(9):162–164.

[2]钱嘉惠，周春宇，杨成城，等.麻子仁丸治疗术后肠梗阻的网络药理研究[J].世界中医药，2022, 17(7):935–940.

[3]张洋，陈萌，张虹玺.基于网络药理学与分子对接技术探讨麻子仁丸治疗功能性便秘的作用机制[J].西部中医药，2023, 36(8):1–5.

[4]刘迹.龙胆泻肝汤合麻子仁丸加减治疗混合痔湿热下注型术后患者的临床效果[J].临床合理用药杂志，2022, 15(1):87–89.

[5]周刚.从《注解伤寒论》探究脾约[J].北京中医药大学学报，2022, 45(1):38–40.

续表

基本信息		现代对应情况					
出处	处方、制法及用法	药物名称	基原及药用部位	炮制规格	折算剂量/g	用法用量	功能主治
《伤寒论》（汉代张仲景）	麻子仁（二升）、芍药（半斤）、枳实（半斤，炙）、大黄（一斤，去皮）、厚朴（一尺，炙，去皮）、杏仁（一升，去皮尖，熬，别作脂）	大黄	蓼科植物掌叶大黄 *Rheum palmatum* L.、唐古特大黄 *Rheum tanguticum* Maxim. ex Balf. 或药用大黄 *Rheum officinale* Baill. 的干燥根和根茎	生品	276.00	上六味，捣筛，炼蜜为丸，如梧桐子大，饮服十丸，日三服，渐加，以知为度	【功能】润肠泄热，行气通便 【主治】肠胃燥热，脾约便秘证；大便干结，小便频数
		厚朴	木兰科植物厚朴 *Magnolia officinalis* Rehd.et Wils. 或凹叶厚朴 *Magnolia officinalis* Rehd.et Wils. var. biloba Rehd.et Wils. 的干燥干皮、根皮及枝皮	炮制品	69.00		
		杏仁（苦杏仁）	蔷薇科植物山杏 *Prunus armeniaca* L. var. ansu Maxim.、西伯利亚杏 *Prunus sibirica* L.、东北杏 *Prunus mandshurica*（Maxim.）Koehne 或杏 *Prunus armeniaca* L. 的干燥成熟种子	炮制品	138.00		
备注	1.药物基原的考证参考相关本草考证结果，力求与古代记载相符 2.炮制方法根据古代文献记载及现代炮制规范确定 3.剂量折算依据汉代度量衡进行，同时结合安全性评价结果及临床用药实际确定日服总量 4.具体用法用量可根据临床实际进行调整						

一、资料与方法

（一）文献来源

在书同文·中医中药古籍大系、《中华医典》（第五版）等网络数据库中，将"麻子仁"设为关键词展开全文检索，同时对其异名如"麻仁丸""脾约麻仁丸""脾约丸""子和脾约丸"等进行检索，构建的检索式为"'麻仁丸'OR'脾约麻仁丸'OR'脾约丸'OR'子和脾约丸'"。并对检索到的条文，查阅图书进行校对、核实。

（二）纳入与排除标准

1. 纳入标准

①东汉至民国时期的医籍；②确切记录了麻子仁丸的组成、主治、剂量等信息；③其组成与仲景麻子仁丸中的麻子仁、芍药、枳实、大黄、厚朴、杏仁6味药大致相同；④虽然与麻子仁丸方名不同，但功效和组成相同者予以纳入。

2. 排除标准

①仅有方名，却无功能主治及剂量信息者；②与麻子仁丸、麻仁丸、脾约麻仁丸、脾约丸、子和脾约丸等同名，但功效、组成不同者；③在《伤寒论》麻子仁丸方的基础上加减超过2味药者。

（三）数据规范

1. 依据原文，尽量不进行修改，适当摘录关键词使图表简洁。

2. 检索并摘录与麻子仁丸相关的内容，主要有异名同方名称、原文出处、朝代、主治功效、方药组成、药物剂量、炮制方法、煎服方式等。

3. 通过对文献的深入研究，构建 Excel 表格，按照所涉及文献的成书年代进行有序整理，将相关数据准确输入其中，并充分利用 SPSS22.0 软件对这些数据进行全面、系统地整理与分析。

二、结果与分析

（一）入选文献

经查阅书同文·中医中药古籍大系、《中华医典》、读秀学术搜索等数据库，获得麻子仁丸同名方共16首，其中《脾胃系病常用经典名方专家共识（2023年修订版）》中所收录的麻子仁丸由《伤寒论》首创，其别名包括麻子仁丸、麻仁丸、脾约麻仁丸、脾约丸、子和脾约丸。在整理与筛选后，得出有效数据共120条，见于102本古籍中，具体分布为东汉3本、唐代3本、宋代9本、金代2本、元代3本、明代30本、清代49本、民国3本，多数集中于明清时期。

（二）药物基原

麻子仁[1]有诸多别名，又称火麻仁[2]、大麻仁[3]、火麻子[4]等，麻子仁的起源可以追溯到《神农本草经》[2]，其中"火麻仁"这一名字尤为知名，也被称为"麻蕡"，"辛，平，主五劳七伤，利五藏，下血，寒气"，对其性味、功能主治有所说明，但对其植物形态并未进行详细描述，后世记载多将其与胡麻混淆。李时珍《本草纲目》[5]载："大麻即今火麻，亦曰黄麻……叶狭而长，状如益母草叶，一枝七叶或九叶。"他所描述的火麻仁的植物外在形态与今桑科植物大麻大致相同[6]。

据现代记载，火麻仁性甘平质润，适用于血亏津乏而胃肠燥结、排便不畅。该品的大果通常呈卵圆形，其外观呈灰绿色或灰黄色，表面带有细小的白色或者棕色网络纹理，两侧带有细棱线，顶部略尖锐，基部具有圆形的果梗痕，果皮较薄而脆[7]。现代记载火麻仁的果实特征与桑科植物大麻的果实特征一致，且桑科植物大麻的植株具有相同的植株特征。

（三）处方源流

麻子仁丸方来源于东汉时期张仲景撰写的《伤寒杂病论》，该书散佚后，伤寒部分由晋代王叔和整理为《伤寒论》，杂病部分由《金匮玉函要略方》删减编订成《金匮要略》，故在本节主要依据这两种通行的版本[8]。

《伤寒论》中关于麻子仁丸方的条文出自阳明病篇，共有2条[9]。《脾胃系病常用经典名方专家共识（2023年修订版）》所载的麻子仁丸，来源于《伤寒论》，书中记载"趺阳脉浮而涩，浮则胃气强，涩则小便数，浮涩相抟，大便则硬，其脾为约，麻仁丸主之。"组方用量和炮制方法为麻子仁二升、芍药半斤、枳实（炙）半斤、大黄（去皮）一斤、厚朴（炙，去皮）一尺、杏仁（去皮尖，熬，别作脂）一升。制剂为"如梧桐子大"般蜜和丸，服用方法及注意事项为"饮服十丸，日三服，渐加，以知为

[1]成无己.注解伤寒论[M].2版.北京：人民卫生出版社，1963:137.

[2]黄奭.神农本草经[M].北京：中医古籍出版社，1982:141.

[3]雷敩.雷公炮炙论[M].张骥，补辑.施仲安，校注.南京：江苏科学技术出版社，1985:75，90.

[4]陈士铎.本草秘录[M].金以谋，订梓.何高民，校订.太原：山西科学教育出版社，1986:191.

[5]李时珍.新校注本 本草纲目[M].刘衡如，刘山水，校注.北京：华夏出版社，2011:975–976.

[6]白宇明.九种常见中药的本草考证、经验鉴别及其混乱使用的辨析[D].北京：中国中医科学院，2014:11–12.

[7]郭莹.中药火麻仁及炮制品质量标准研究[D].沈阳：辽宁中医药大学，2011:79.

[8]莫夏敏，陈仁寿.东汉至民国时期文献的经典名方吴茱萸汤考证[J].中国实验方剂学杂志，2021，27(8):33–42.

[9]史仁杰."脾约"证及麻仁丸考析[C]//中华中医药学会肛肠分会.中医肛肠理论与实践——中华中医药学会肛肠分会成立三十周年纪念大会暨二零一零年中医肛肠学术交流大会论文汇编.海潮摄影艺术出版社，2010:3.

度"[1]。就麻子仁丸的处方源流而言，历代医家多以《伤寒论》的用法为基准，并根据临床做出相应调整。

麻子仁丸，异名麻仁丸、脾约丸、麻仁脾约丸、脾约麻仁丸、子和脾约丸，按时间排序，见表2-2。与原方进行对比可以发现，这些异名方存在的不同点集中体现在对原方药量的灵活调整上，通过这种灵活调整使其在功效发挥上产生一定变化，主治病症进一步细化。"麻仁丸"一名见于唐代王焘《外台秘要》[2]，较《伤寒论》的麻子仁丸补充了治疗"不渴"一症，并且麻仁与大黄的比例由原来的4：5下降至1：2，大黄在方中的占比大幅度上升，对后世麻子仁丸产生了极大影响。"脾约丸"一名出于宋代朱肱的《类证活人书》[3]，其以证为名，主治病症在"治老人津液少大便涩"的基础上增添了"脚气有风，大便结燥"等，较前代扩大了主治范畴。"脾约麻仁圆"为宋代陈师文等所著的《太平惠民和剂局方》[4]所出，较前增添了"脐腹胀满，腰背拘急"等症。"子和脾约丸"出自《校注妇人良方》[5]，"胃强脾弱"是对脾约证病因的进一步精确描述。《伤寒明理论》[6]中载其病机的相关阐述："今胃强脾弱，约束津液，不得四布，但输膀胱，致小便数而大便硬，故曰其脾为约。"此书中的麻子仁与大黄比下降至1：4，可见大黄地位的不断上升。

综上所述，麻子仁丸由张仲景首创，出自《伤寒论》的阳明病篇，对其方药组成、主治、煎服法、炮制等内容进行了相关阐述，其异名方有5首，后世多在仲景方的基础上沿用，并对其主治进行了拓展和细化。

表2-2　麻子仁丸与其异名方的比较

方名	出处	朝代	主治	组成	煎服法
麻子仁丸	《伤寒论》[1]	东汉	趺阳脉浮而涩，浮则胃气强，涩则小便数，浮涩相抟，大便则硬，其脾为约，麻仁丸主之	麻子仁二升，芍药半斤，枳实（炙）半斤，大黄（去皮）一斤，厚朴（炙，去皮）一尺，杏仁（去皮尖，熬，别作脂）一升	上六味，蜜和丸如梧桐子大，饮服十丸，日三服，渐加，以知为度

[1]张仲景.伤寒论[M].文棣，校注.北京:中国书店，1993:82.

[2]王焘.外台秘要[M].北京:人民卫生出版社，1955:503.

[3]朱肱.类证活人书[M].天津:天津科学技术出版社，2003:153.

[4]陈师文.太平惠民和剂局方[M].沈阳:辽宁科学技术出版社，1997:65.

[5]薛己.校注妇人良方[M].上海:上海卫生出版社，1956:228.

[6]成无己.伤寒明理论[M].北京:商务印书馆，1955:61.

续表

方名	出处	朝代	主治	组成	煎服法
麻仁丸	《外台秘要》[1]	唐	疗大便坚小便利而不渴方	麻子仁一升，枳实（炙）八两，杏仁一升，芍药八两，大黄一斤，厚朴（炙）一尺	上六味捣筛，蜜和丸如梧子，饮服五丸，日三，加至十丸
脾约丸	《类证活人书》[2]	宋	治老人津液少，大便涩及脚气有风，大便结燥者	大黄（酒浸焙干）二两、厚朴（刮去皮，用姜汁炙）、枳壳（麸炒，去穰）、白芍药，以上各半两，麻子仁（微炒）一两半、杏仁（去皮尖，麸炒）三分	上为细末，炼蜜和杵千下，丸如梧桐子大，每服二十丸，温水下，不拘时候，未知加五丸、十丸，止下利，服糜粥将理
脾约麻仁圆	《太平惠民和剂局方》[3]	宋	治肠胃燥涩，津液耗少，大便坚硬，或秘不通，脐腹胀满，腰背拘急，及有风人大便结燥。又治小便利数，大便因硬而不渴者，谓之脾约，此药主之	厚朴（去粗皮，姜汁炒）、芍药、枳实（麸炒）各半斤，大黄（蒸，焙）一斤，杏仁（去皮尖，炒研）、麻仁（别研）各五两	上味捣，筛，蜜和圆，如梧桐子大。每服二十圆，临卧温水下，以大便通利为度，未利再服
子和脾约丸	《校注妇人良方》[4]	宋	若胃强脾弱，津液不得四布，但输膀胱，小便数而大便难者，用脾约丸	麻仁一两二钱半，枳壳（麸炒）、厚朴（姜制）、芍药各一两，大黄（蒸）四两，杏仁（去皮尖，炒）一两二钱	上为末，入杏仁膏，炼蜜丸，桐子大。每服二三十丸，空心用滚汤送下。内杏仁研烂

（四）药物组成及方义

通过对历代方书的统计和筛选整理，明确记录麻子仁丸药物组成的有效数据共计120条，其中大多由麻子仁、芍药、枳实、大黄、杏仁、厚朴组成。其中宋代至民国时期有2处在原方基础上根据具体情况有所加减，有5处记载减少药物组成，有4处记载用枳壳替代枳实。从纳入的数据可知，针对原方所进行的加减改良，往往会去掉

[1] 王焘.外台秘要[M].北京:人民卫生出版社,1955:503.

[2] 朱肱.类证活人书[M].天津:天津科学技术出版社,2003:153.

[3] 陈师文.太平惠民和剂局方[M].沈阳:辽宁科学技术出版社,1997:65.

[4] 薛己.校注妇人良方[M].上海:上海卫生出版社,1956:228.

厚朴，并将枳实改为枳壳，同时增添温肾、益气、滋阴之类的药物，从而让组方更适合治疗虚性便秘。麻子仁丸的配方、药物用量、比例、炮制方法、适应证及用药方式存在差异，实际运用中应随证加减化裁，但是在经典名方的研究中，需要以仲景方中的6味药物为基准。

在麻子仁丸的有效数据中，芍药的应用有赤芍和白芍之别，白芍应用数据为6条，赤芍为4条，而仲景原方中提到芍药，但未进行具体类别分析。因东汉时期尚不存在白芍这一叫法，而且也没有白芍与赤芍的明确划分，所以针对麻子仁丸中的芍药，无法准确辨别其到底是白芍还是赤芍，也就对其未取得清晰明确的认识。现代研究麻子仁丸时，通过分析白芍所具有的药物功效或者方义配伍进行反向推断：从药物功效看，白芍具有养血敛阴、柔肝止痛等作用，麻子仁丸用于治疗肠燥便秘等病症，需要芍药起到一定的柔润缓急作用，这与白芍的部分功效特点相符；从方义配伍角度分析，麻子仁丸中其他药物的药性和功效特点，结合整体方剂的作用方向，推断与白芍的部分药性更为契合，比如其敛阴之性可能有助于调和方剂的整体功效。综合以上方面考量，从而推测张仲景时代使用的芍药更倾向于具有类似功效的白芍，加之当下中医方剂教材中以白芍居多，成药及临床中也多倾向于使用白芍[1]。《备急千金要方》[2]言："凡茯苓芍药，补药须白者，泻药唯赤者。"因而出现了"白补赤泻"的认知，且对后世从功效上鉴别赤、白二芍产生了深远影响。麻子仁丸主治胃强脾弱与津液亏伤并存的脾约证，组方中的麻子仁、杏仁润肠通便，大黄泻热通腑，厚朴、枳实行气攻邪，芍药养阴和里。根据清代王子接撰写的《绛雪园古方选注》[3]记载："下法不曰承气，而曰麻仁者，明指脾约为脾土过燥，胃液日亡，故以麻、杏润脾燥，白芍安脾阴，而后以枳朴大黄承气法胜之，则下不亡阴。"可证实白芍有安脾阴、益脾气之效。

故而本方泻下与润肠兼用，泻而不峻，润而不腻，全方配伍共奏润肠泻热、行气通便之功。方中麻子仁与杏仁，皆为质润多脂之品，佐以蜜制成丸，意在滋润肠道燥结，以弥补脾约损伤；而芍药（白芍）专于补养脾阴，以滋太阴津液亏损，亦可缓急止大便不通之痛。

（五）功能主治

各朝古籍记述麻子仁丸的功能主治数据共215条，去转引后余75条，分布于48本文献中，包括大便秘结、小便频数、胃肠燥热、水肿、腹满、腰背拘急、出汗、中风、脚气有风、不渴等，见表2-3。

[1]赵艺涵，曲华，史大卓，等.麻子仁丸中芍药名实刍议[J].中医杂志，2018，59(2):169-171,174.
[2]孙思邈.备急千金要方[M].北京：人民卫生出版社，1982:10.
[3]王子接.绛雪园古方选注[M].赵小青，点校.北京：中国中医药出版社，1993:55.

历代医家多遵循《伤寒论》之意，据原文分析可知，"胃气强"可知病位定位于阳明，脾被燥热所约束，致使阳明腑实，粪便干燥硬结。这种浮涩相抟的情况说明燥热与伤津相互影响，使得病情更加严重。脾被胃的燥热所束缚，导致大便干硬，小便增多，这是该证与其他证的明显区别之处。整个病情被高度凝练地表达出来，显示出脾功能受到胃燥热的限制。

《素问·经脉别论》[1]载"饮入于胃，游溢精气，上输于脾，脾气散精，上归于肺，通调水道，下输膀胱，水精四布，五经并行"，可知津液借由脾主运化之功运至肺，肺主通调水道而下达膀胱，一旦肺失宣降，脾失转输之职，便会有肠燥屎结之症[2]。《伤寒论》中麻子仁丸以方测证，以其主治脾约之证剖析其方义：大黄苦寒沉降可除却热邪、峻下通便，令热邪无法对脾转运津液形成束缚；杏仁能够肃降肺气，使肺协助脾气运化水液且不偏离水道正轨；芍药可柔肝、舒肝，促肝气畅达以辅助脾气运化水液而不克制脾脏；枳实能清泻脾热并推动脾气运行，让气机保持通畅；厚朴不仅能够强化枳实理气下行的作用，还能对大黄、枳实的寒性加以制约以防损伤中焦，从而使脾气既不会被热邪约束，也不会被寒邪凝滞[3]，以此验证了脾约证与肺、胃、脾、肝等都有相关性。故会出现以大便硬、小便数等脾约证为主引起的相关病证。

综上所述，后世对仲景方的主治病证有所拓展，在针对便秘的诊治上，麻子仁丸应用极为广泛，诸如老年性便秘、儿童便秘、气虚秘滞、热结便秘、习惯性便秘、产后便秘等各种类型，皆可通过对本方进行适当的加减来予以施治[4]。

表 2-3　麻子仁丸主治病症

朝代	出处	方名	主治
东汉	《伤寒论》[5]	麻子仁丸	趺阳脉浮而涩，浮则胃气强，涩则小便数，浮涩相抟，大便则硬，其脾为约，麻子仁丸主之
唐	《外台秘要》[6]	麻子仁丸	疗大便坚小便利而不渴方
宋	《类证活人书》[7]	脾约丸	治老人津液少、大便涩及脚气有风，大便结燥者
宋	《圣济总录》[8]	麻仁丸	伤寒大便不通、脚气；大小便不通、治大便秘难

[1]山东中医学院，河北医学院.素问校释[M].北京：人民卫生出版社，2009:247.

[2]马文辉.三部六病薪传录[M].北京：人民军医出版社，2013:422–423.

[3]刘湘云，佃丽萍，佃泽钿.《伤寒论》之脾约证与麻子仁丸证探析[J].中国民族民间医药，2016,25(3):53, 59.

[4]孟康.麻子仁丸方证理论及实验研究[D].北京：北京中医药大学，2009:8–10.

[5]张仲景.伤寒论[M].文棣，校注.北京：中国书店，1993:82.

[6]王焘.外台秘要[M].北京：人民卫生出版社，1955:848.

[7]朱肱.类证活人书[M].天津：天津科学技术出版社,2003:153.

[8]赵佶.圣济总录 上[M].北京：人民卫生出版社，1962:593.

朝代	出处	方名	主治
宋	《鸡峰普济方》[1]	麻子仁；麻仁丸	治产后大便秘；治气虚秘滞
宋	《太平惠民和剂局方》[2]	脾约麻仁丸	治肠胃燥涩，津液耗少，大便坚硬，或秘不通，脐腹胀满，腰背拘急，及有风人，大便结燥。又治小便利数，大便因硬而不渴者，谓之脾约，此药主之
宋	《伤寒明理论》[3]	脾约丸	今胃强脾弱，约束津液，不得四布，但输膀胱，致小便数而大便硬，故曰其脾为约
宋	《济生方》[4]	脾约麻仁丸；麻仁丸	虽不言治肿，然水肿人，肾肿水光，不可行者，三服神验；治肠胃不调，热结秘涩
宋	《仁斋直指方论》[5]	脾约麻仁丸	治风秘及脾约证，小便数，大便秘
元	《世医得效方》[6]	脾约丸；脾约麻仁丸	治太阳阳明脾约是也，大便坚，小便利者，其脾为约；治风秘脾约证，小便数，大便秘
明	《普济方》[7]	麻仁丸	专治脚气，大便坚硬结涩而不消
明	《医宗必读》[8]	脾约丸	治津少大便秘
清	《伤寒缵论》[9]	麻仁丸	治素惯脾约之人，复感外邪，预防燥结之法
清	《证治汇补》[10]	脾约麻仁丸；脾约丸	治脾家伏火，血液燥，大便闭结；治气滞血热便结
清	《伤寒溯源集》[11]	麻仁丸	脾约
清	《杂病源流犀烛》[12]	麻仁丸	治中风

[1]张锐.鸡峰普济方[M].上海:上海科学技术出版社,1987:148,208.

[2]陈师文.太平惠民和剂局方[M].沈阳:辽宁科学技术出版社,1997:65.

[3]成无己.伤寒明理论[M].北京:商务印书馆,1955:61.

[4]严用和.济生方[M].北京:人民卫生出版社,1956:112–113,148.

[5]杨士瀛.新校注杨仁斋医书 仁斋直指方论[M].福州:福建科学技术出版社,1989:416.

[6]]危亦林.世医得效方[M].北京:中国中医药出版社,1996:17,98.

[7]朱橚.普济方 第六册[M].北京:人民卫生出版社,1960:4017–4018.

[8]李中梓.医宗必读[M].上海:上海科学技术出版社,1959:167.

[9]张璐.伤寒缵论[M].北京:中国中医药出版社,2015:187.

[10]李用粹.证治汇补[M].上海:上海卫生出版社,1958:49,463.

[11]钱潢.伤寒溯源集[M].张喜奎,朱为坤,李灵辉,等校注.上海:上海科学技术出版社,2021:205.

[12]沈金鳌.杂病源流犀烛[M].李占永,李晓林,校注.北京:中国中医药出版社,1994:188.

（六）药物剂量

目前关于经方的剂量尚存在争议，有待进一步考证。原方里麻子仁的用量为二升，杏仁的用量是一升，这两者皆运用容积单位，依据汉制一升相当于现今的200mL来进行计算，有专家曾经算过，麻仁半升大概是50g，两升就是200g，杏仁半升大约是56g，一升是112g。按照古代的标准，一斤相当于250g，大黄一斤是250g，枳实和芍药各半斤，也就是125g[1]。其疑点在于厚朴用量单位未以重量单位标注，而是以"一尺"标注，并未明确其具体剂量。在《伤寒论》里，厚朴这味药被使用于6个方剂中，却仅有麻子仁丸中的厚朴是以尺来计量的，其余5个方剂都是用斤与两来进行计量。

综上所述，原方中各药物的用量大约为麻子仁200g，大黄250g，杏仁112g，厚朴250g，枳实125g，芍药125g。

对历代医家的具体实践用量进行了参考和查阅，经过数据搜索和筛选后发现，所入选的医籍里，除了《伤寒论》，有51本医籍明确以重量来规定麻子仁丸的用量。经过筛选，有25本书籍提供了具体的剂量信息，其中宋代有5本，元代有1本，明代有10本，清代有9本，主要出现在明清时期，总共有27处相关记载可供参考。

1. 不同阶段厚朴的剂量应用

仲景方存疑之处在于厚朴用量单位未以重量单位标注，而是以"一尺"表示，由于历代医书对厚朴一尺的具体剂量记载较少，《医心方》[2]言"厚朴一尺及数寸者，厚三分，广一寸半为准"，虽并未明言其重量，但大概确定了厚朴的厚度和宽度，然后结合所给出的长度为一尺，通过对这样一个大概尺寸规格的厚朴进行实际测量和计算，从而得出其重量约为45g。但是这一观点存有诸多疑点，与方中其他药物的用量相差颇为显著，在2020年版《中华人民共和国药典》[3]中麻仁丸中厚朴的用量为100g，从理论层面来看，在组方及治疗方面均存在不合理的地方。所以有学者觉得，"尺"乃是"斤"字篆体的讹误[4]。理由有三：首先，《伤寒论》中药物用量表达方式多样，包括重量、容量或个数的表示，重量以斤、两、铢为单位，容量则以斗、升、合计量，个数则以枚等计数，唯独在某处使用了"尺"。其次，在这个方子中，倘若依据汉代的标准去对"尺"的用量进行计算，就会察觉到厚朴的用量过少，与其他药物的最小用量相比只有十分之一，不符合用药治疗的剂量和作者常用量。最后，"尺"和"斤"

[1] 孟康.麻子仁丸方证理论及实验研究[D].北京:北京中医药大学,2009:20–21.

[2] 丹波康赖.医心方[M].北京:华夏出版社,1993:13.

[3] 国家药典委员会.中华人民共和国药典[M].北京:中国医药科技出版社,2020:1636.

[4] 卢嘉锡.中国科学技术史·度量衡卷[M].北京:科学出版社,2001:407–451.

的小篆体较为相近，极可能在摘录传抄中出现讹误[1]。因此可推测厚朴的"一尺"实际上应为"一斤"，约为250g[2]。

从后世麻子仁丸的相关文献可见，在宋代以后，原方的剂量比例方面存在着削减之后加以使用的情形。其相关剂量换算参考《中国科学技术史·度量衡卷》[3]，见表2-4。

厚朴在麻子仁丸中发挥着行气除满的关键作用。从用药剂量来看，以宋朝《鸡峰普济方》为例，其所载厚朴的用量跨度较大，下限低至20g，用于产后便秘的治疗，产后女性气血亏虚，肠道蠕动无力易便秘，此时较小剂量的厚朴既能适度促进肠道气机运行，又可避免因行气过猛而损伤正气；上限高达80g，针对气虚便秘，此类患者本身气的推动乏力，加大厚朴用量至60g左右，能强化行气功效，助力肠道传导。而且，麻子仁丸中厚朴与麻子仁的比例从1∶3提升至2∶3，重点在于增强行气之力，以攻克气虚秘滞难题。再看《太平惠民和剂局方》与《济生方》，两方中厚朴用量均达320g，这是由于它们侧重于行气除满，旨在应对肠胃气滞严重的便秘，可见这一时期用药已不拘泥于原方比例，而是依据病症灵活加减剂量。

明清时期，厚朴的用量在2.96g至296g之间波动。像《赤水玄珠》等著作里，厚朴用量极小，反映当时医家在治疗便秘时，充分考量患者体质强弱与病情轻重，对体质极度虚弱且便秘症状轻微者，采用小剂量厚朴，使方剂整体行气之力温和，避免患者不耐受强药力。反之，用量达296g时，行气力量强劲，适用于肠胃气滞深重、腹胀腹痛剧烈且体质壮实的患者，可迅速化解气滞、促进排便。显然，从宋至明清，厚朴用药剂量范围差值渐大，医家实践用量区间广阔。据统计，此段时期文献里厚朴出现频数最高的常用剂量是296g与111g。

回溯至《伤寒论》，厚朴见于6个方剂，唯有麻子仁丸中的厚朴以尺计量，其余五方则用斤、两计量。依据《伤寒论》作者平素使用厚朴的剂量习惯推测，"厚朴一尺"极有可能是"一斤"在传抄过程中的讹误。再联系后世文献中厚朴296g的高频使用情况，以及参照《中国科学技术史·度量衡卷》对东汉度量衡的剖析——一斤的量值处于200g至275g范围，进一步佐证了"尺"为"斤"讹传的推断。

2. 对大黄剂量的分析

古代医家普遍将麻子仁视为本方的君药。这一观点最早来源于成无己的《伤寒明理论》[4]："脾胃干燥，必以甘润之物为之主，是以麻仁为君，杏仁为臣……枳实厚朴为佐，以散脾之结约……芍药、大黄为使，以下脾之结燥。"后世医家代代沿袭，唯有

[1]刘弘毅,高靖,吴深涛.浅论"厚朴一尺"为"厚朴一斤"的可能性[J].中医杂志,2015,56(4):351-354.
[2]毛萍,陈明.《伤寒论》麻子仁丸证解读与运用[J].世界中西医结合杂志,2021,16(12):2196-2200,2245.
[3]卢嘉锡.中国科学技术史·度量衡卷[M].北京:科学出版社,2001:407-451.
[4]成无己.伤寒明理论[M].北京:商务印书馆,1955:61.

朱震亨以大黄为君药,其在《格致余论》[1]中称:"今以大黄为君,枳实、厚朴为臣,虽有芍药之养血,麻仁、杏仁之温润,为之佐使。"开始有以大黄为本方君药的趋势,大黄用量由原方的250g逐渐增加至500g,表明历代医家不僵化于原方理论的配伍和制法。

中医学中所谓"君药"的概念,主要包含两个关键要素:一是对主要疾病或主要症状起到主导作用,二是药效位于前列[2]。针对该方主治脾约证,其主要症状为"大便硬,小便数",病机为肠燥胃热。因此,应主要使用攻下药,如麻子仁丸中的大黄。同时,大黄在该方中的药效居首,药效力度的衡量应从用量和单位药力考虑[3]。无论是原方还是后世的麻子仁丸中,大黄的药量基本多于麻子仁,加之麻子仁甘平质润,为润下药,可润肠通便,大黄苦寒性峻,为泻下攻积药,大黄的通便药效远强于麻子仁。因此,可推断大黄应更适合为本方中的君药,但若是治疗虚弱性便秘患者,应以麻子仁为君药,旨在润肠通便而非攻下。

3. 不同症状对麻子仁丸药物剂量的影响

历代医家在运用麻子仁丸治疗不同症状时,其药物剂量配比有所不同,从表2-4可见气虚性便秘及治疗脚气、大小便不通,厚朴与枳实的比例增大以行气通便;若燥热症状明显,多加大大黄用量,甚至大黄与麻子仁的比例可增至2:1以清热泻火,治血热便结;若为虚弱性便秘,多以加大麻子仁、杏仁的剂量来润下通便,适宜于儿童、老人、产妇等便秘。

表2-4 宋至明清时期麻子仁丸的剂量

出处	麻子仁/g	厚朴/g	枳实/g	大黄/g	杏仁/g	芍药/g	主治
宋《圣济总录》[4]	80	60	40	120	40	80	脚气、大小便不通
宋《鸡峰普济方》[5]	60	20	20	120	0.8	20	治产后大便秘
	120	80	160	160	160	160	治气虚秘滞
宋《太平惠民和剂局方》[6]	200	320	320	640	200	320	同《伤寒论》
宋《三因极一病证方论》[7]	200	20	320	640	220	320	同《伤寒论》

[1]朱震亨.格致余论[M].刘更生,点校.天津:天津科学技术出版社,2000:30.

[2]李冀,左铮云.方剂学[M].北京:中国中医药出版社,2021:17.

[3]陈超,刘更生.麻子仁丸诸疑考辨[J].北京中医药大学学报,2022,45(3):259-262.

[4]赵佶.圣济总录 上[M].北京:人民卫生出版社,1962:593.

[5]张锐.鸡峰普济方[M].上海:上海科学技术出版社,1987:148.

[6]陈师文.太平惠民和剂局方[M].沈阳:辽宁科学技术出版社,1997:188.

[7]陈无择.三因极一病证方论[M].北京:中国医药科技出版社,2011:204.

续表

出处	麻子仁/g	厚朴/g	枳实/g	大黄/g	杏仁/g	芍药/g	主治
宋《济生方》[1]	200	320	320	640	200	320	治肾肿
元《丹溪心法》[2]	42.55	74	74	148	44.4	74	治大便秘、风秘、脾约
明《玉机微义》[3]	46.25	74	74	148	44.4	74	治大便难幽门不通
明《奇效良方》[4]	185	296	296	592	203.5	296	治肠胃热燥，大便秘结
明《医学正传》[5]	55.5	111	111	148	44.4	111	同《类证活人书》
明《金镜内台方议》[6]	148	111	74	296	222	74	同《伤寒论》
明《医方集宜》[7]	185	296	296	592	185	296	治热秘
明《赤水玄珠》[8]	18.5	2.96	2.96	59.2	18.5	2.96	治肠胃热燥，大便秘结
明《医方考》[9]	592	111	111	148	44.4	111	胃强脾弱，不能四布津液濡润大肠，后便燥结者，此方主之
明《医宗必读》[10]	111	148	148	296	111	148	治肠胃热燥，大便秘结
明《苍生司命》[11]	37	111	111	148	44.4	111	治大便秘结
明《删补颐生微论》[12]	74	296	296	592	203.5	296	治肠胃燥热，大便秘结
清《证治汇补》[13]	55.5	74	74	148	55.5	74	治脾家伏火血液燥，大便闭结
	74	74	74	148	55.5	74	治气滞血热便结

[1]严用和.济生方[M].北京:人民卫生出版社,1956:112–113.

[2]朱震亨.丹溪心法[M].上海:上海科学技术出版社,1959:72.

[3]徐彦纯.玉机微义[M].北京:中国医药科技出版社,2011:98.

[4]方贤.奇效良方 上[M].北京:商务印书馆,1959:584.

[5]虞抟.医学正传[M].北京:中医古籍出版社,2002:338.

[6]许宏.金镜内台方议[M].北京:人民卫生出版社,1986:167.

[7]丁凤.医方集宜[M].上海:上海科学技术出版社,1988:155.

[8]孙一奎.赤水玄珠全集[M].铅印本.上海:上海著易堂书局,1914:46.

[9]吴昆.医方考[M].洪青山,校注.北京:中国中医药出版社,2007:83.

[10]李中梓.医宗必读[M].上海:上海科学技术出版社,1959:167.

[11]虞抟.苍生司命[M].王道瑞,申好真,校注.北京:中国中医药出版社,2004:241.

[12]李中梓.删补颐生微论[M].包来发,郑贤国,校注.北京:中国中医药出版社,1998:199.

[13]李用粹.证治汇补[M].上海:上海卫生出版社,1958:49,463.

续表

出处	麻子仁/g	厚朴/g	枳实/g	大黄/g	杏仁/g	芍药/g	主治
清《张氏医通》[1]	5.55	7.4	7.4	14.8	5.55	7.4	治脾约大便燥结
清《伤寒说意》[2]	259	207.2	103.6	207.2	207.2	103.6	如水利土燥，而脾气约结，粪粒坚小难下者，宜以麻仁丸，润其燥涩，破其滞气也
清《医学实在易》[3]	296	296	296	592	203.5	296	治大便秘结
清《婴儿论》[4]	14.8	7.4	3.7	29.6	14.8	14.8	浮涩相搏。大便则难。其脾为约。麻仁丸主之
清《伤寒十六证类方》[5]	74	55.5	18.5	37	37	55.5	同《伤寒论》
清《类证治裁》[6]	5.55	7.4	7.4	14.8	5.55	7.4	治燥在下，必乘大肠，为大便燥结，其气秘，浊阴不降者
清《医学原理》[7]	55.5	111	111	148	44.4	111	治大便秘
清《杂证要法》[8]	296	296	296	592	203.5	296	如大便坚，其脾为约者，以麻仁丸主之

（七）药物炮制

与本方药物炮制有关的数据共 79 条，其中苦杏仁、厚朴、大黄的炮制方式最为复杂多变，多是基于仲景麻子仁丸后衍生出来的炮制手段。

1. 杏仁炮制

苦杏仁，味微苦，性微温，有小毒。历代医家常用炮制之法来削弱杏仁小毒之性。其炮制手段大致可以分为净制、切制、炮制 3 种[9]。《金匮要略方论》[10]一书提

[1]张璐.张氏医通[M].李静芳,建一,校注.北京:中国中医药出版社,1995:339.

[2]黄元御.黄元御医书十一种 中 伤寒悬解 金匮悬解 伤寒说意[M].北京:人民卫生出版社,1990:586-587.

[3]陈修园.医学实在易[M].林乾树,校注.北京:中国中医药出版社,2016:158.

[4]周士祢.婴儿论[M].江月斐,校注.北京:中国中医药出版社,2015:91.

[5]庆云阁.医学摘粹[M].彭静山,点校.上海:上海科学技术出版社,1983:28.

[6]林珮琴.类证治裁[M].钱晓云,校点.上海:上海中医药大学出版社,1997:61.

[7]汪机.医学原理[M].储全根,万四妹,校注.北京:中国中医药出版社,2009:83.

[8]庆云阁.医学摘粹[M].彭静山,点校.上海:上海科学技术出版社,1983:130.

[9]鞠建峰,张德珂.苦杏仁的炮制历史沿革考据[J].药学研究,2022,41(7):462-466.

[10]张仲景.金匮要略方论[M].王叔和,集.北京:人民卫生出版社,2012:9.

到"去皮尖",《伤寒论》载为"杏仁一升(去皮尖,熬,别作脂)"[1],后世麻子仁丸多沿用其去皮尖、熬制,直至宋朝以后其制法逐渐多样化,在《类证活人书》[2]中有"杏仁(去皮、尖,炙炒)",《圣济总录》[3]有"去皮尖双仁炒"之法,《太平惠民和剂局方》[4]将切制法和炒制法结合,有"杏仁(去皮、尖,炒研)"的制法。

综上所述,苦杏仁的净制方法多为去皮尖,其切制方法多为"研",炮制方法多为"炒"或"熬",常见的辅料炒法有麸炒、面炒、砂炒等,其中麸炒法最为常见。2020年版《中华人民共和国药典》[5]中所记载的苦杏仁的制备方法,正是在此基础上不断发展演变而来的,麻仁丸的制法为"除火麻仁与苦杏仁外,其余大黄等4味药材粉碎成细粉,再与火麻仁、苦杏仁掺研成细粉,过筛,混匀"。现代对麻仁丸中的苦杏仁采用切制中的研法。

2. 厚朴炮制

唐代及以前的厚朴炮制方法主要为炙,其中汉代主要为去皮、炙。在《伤寒论》[1]的麻子仁丸方载"厚朴(炙,去皮)",南北朝时期的《雷公炮炙论》[6]称:"若汤饮中使,用自然姜汁八两炙一升为度。"故在唐代及以前多用姜汁炙法,到宋代以后,厚朴的炮制方法更加详细和丰富,如姜汁炙、姜汁炒、盐制等[7]。寇宗奭的《本草衍义》[8]称厚朴"不以姜制,则棘人喉舌",以此阐明了厚朴姜制的用意。唐宋及以后对麻子仁丸方中厚朴的炮制方法也多为去粗皮、姜制或姜汁炒等。2020年版《中华人民共和国药典》[9]中所载的姜厚朴的炮制方法正是在这一基础上沿用至今。

3. 大黄炮制

大黄入药部位为根部。其炮制方法有水制、酒制、醋制、生用、炒炭、蒸制等[10]。由于炮制方法的不同,其药性也有所差异。大黄经酒制或醋制后,可以降低其药性的峻猛程度,擅长于泻下通腑、清热解毒、凉血,而经过炒炭炮制的大黄,则具有收敛作用,可凉血止血、活血化瘀。

汉唐以前关于麻仁丸方中的大黄多采用生品并去皮净制,欲以其生品苦寒沉降之

[1]张仲景.伤寒论[M].文棣,校注.北京:中国书店,1993:82.

[2]朱肱.类证活人书[M].天津:天津科学技术出版社,2003:153.

[3]赵佶.圣济总录 上[M].北京:人民卫生出版社,1962:593.

[4]陈师文.太平惠民和剂局方[M].沈阳:辽宁科学技术出版社,1997:188.

[5]国家药典委员会.中华人民共和国药典[M].北京:中国医药科技出版社,2020:1636.

[6]雷敩.雷公炮炙论[M].张骥,补辑.施仲安,校注.南京:江苏科学技术出版社,1985:37.

[7]李明,周强,杨丽娜,等.基于历代中医文献的厚朴汤剂中厚朴常用剂量探索[J].中国实验方剂学杂志,2018,24(8):17–22.

[8]寇宗奭.本草衍义[M].北京:人民卫生出版社,1990:86.

[9]国家药典委员会.中华人民共和国药典[M].北京:中国医药科技出版社,2020:1636.

[10]葛福麟.大黄的炮制和应用[J].江苏中医,1994(11):38.

性而攻下，用于阳明腑实者。宋代以后多用酒大黄，并在酒制的基础上不断丰富其炮制方法，出现酒焙、蒸焙法，如"大黄（酒浸焙干）"[1]"大黄（蒸，焙）"[2]。

（八）煎服法

仲景在麻子仁丸方中言"上六味，蜜和丸如梧桐子大"[3]，与蜂蜜炼制后制成药丸，起到调和诸药药性的作用，同时能延长药物的药效。"以知为度"，这里的"知"，意思是痊愈，以大便能够通畅排泄为标准，也包含着中病即止、呵护与顾全正气的意义。根据邢锡波[4]的研究可知，"每颗桐子大十丸的重量不到 3g，并且采用了蜜合成按配蜜丸的方法，其中蜜占药的五分之一或四分之一，药丸质量为 3g，而纯药量不足 1.5g。方中大黄只有 0.6g，一次服用 0.6g 大黄只能刺激大肠蠕动，不会导致严重腹泻"。

（九）现代研究进展

1. 网络药理学研究

麻子仁丸的相关药理研究始终与临床应用保持紧密同步，其作用机制也一直是实验研究的关注焦点。有相关研究借助网络药理学的方法，认为麻子仁丸的主要有效成分能够通过对结肠平滑肌细胞收缩的调节来发挥通便功效。

2. 临床应用研究

2020 年版《中华人民共和国药典》[5]明确指出该方具有润肠通便的功效，可用于肠热津亏所致的便秘，其症状表现为大便干燥硬结难以排出、腹部胀满不舒；习惯性便秘中出现上述症候者。现代麻子仁丸被广泛应用于治疗便秘、肠易激综合征等肠道疾病。一些临床研究验证了其在缓解功能性便秘、改善肠道功能方面的有效性。除此之外，现代亦多抓住其胃热燥结、津液损伤的病机，在《外台秘要》[6]疗大便坚小便利而不渴方基础上，发展为可用于 2 型糖尿病便秘；基于肺与大肠相表里的中医基础理论，在原方中加之紫菀止咳、半夏化痰，可用于喘证[7]。

3. 作用机制研究

关于麻子仁丸的作用机制的研究也在不断深入。研究发现，该方剂可能通过调节肠道神经递质、改善肠道微生态等多种途径发挥作用。也有学者借助药理学的研究得

[1]朱肱.类证活人书[M].唐迎雪,张成博,欧阳兵,点校.天津:天津科学技术出版社,2003:153.

[2]陈师文.太平惠民和剂局方[M].沈阳:辽宁科学技术出版社,1997:188.

[3]张仲景.伤寒论[M].文棣,校注.北京:中国书店,1993:82.

[4]邢锡波.伤寒论临床实验录[M].天津:天津科学技术出版社.1984:215.

[5]国家药典委员会.中华人民共和国药典[M].北京:中国医药科技出版社,2020:1636.

[6]王焘.外台秘要[M].北京:人民卫生出版社,1955:503.

[7]孟康.麻子仁丸方证理论及实验研究[D].北京:北京中医药大学,2009:25.

知，麻子仁丸或许是由一些信号通路对部分靶点进行调控，从而实现对功能性便秘的治疗，而木犀草素则有可能发挥其在调节肠道神经递质及改善肠道微生态方面的作用[1]。

4.近现代名老中医医案中麻子仁丸的应用

近现代研究中，名老中医的医案中多用麻子仁丸方加减治疗便秘，并将仲景脾约丸改为汤剂服用，使其吸收更快，为治疗老年及产后等虚弱患者的便秘提供了临床经验。

除了治疗便秘，在王三虎医案[2]中将麻子仁丸加味应用于产后尿失禁，该疾病的根本机理是基于仲景所说的大便秘结，小便频数，虽然没有明确提到小便失禁，但是小便异常与大便秘结之间的联系，从中可以窥见一二。

三、小结

本节通过梳理和筛选东汉至民国时期的医籍中麻子仁丸的相关记载，对麻子仁丸从出处、方药组成、主治、剂量及药物炮制、煎服法等方面进行了深入分析。对文献进行筛选和整理后发现，麻子仁丸最初是在东汉张仲景所著的《伤寒论》中出现，存在麻子仁丸、麻仁丸、脾约麻仁丸、脾约丸、子和脾约丸等不同名称；各个朝代的医家对于其方剂中药物的构成、主治病症及功效并没有太大的分歧，药物的组成和剂量通常是以脾约证作为主要的依据，并根据病况进行加减化裁，而且在此基础上还不断地衍生和发展，然而对于药物组成中"厚朴一尺"的这一尺的剂量存在争议，"尺"很可能是"斤"字篆体出现的讹传，厚朴一尺大约相当于250g。从安全性的角度来思考，笔者提倡运用2020年版《中华人民共和国药典》[3]中规定的剂量进行使用。其主治为因肠胃燥热而引发的"大便硬，小便数"的脾约证，后世对其主治疾病进行拓展，可用于治疗水肿、脚气有风等相关病症。在该方中，苦杏仁的净制方法大多是去皮尖，其切制的方法大多为"研"，炮制的方法大多为"炒"或者"熬"，厚朴则大多采用去皮及姜制法，大黄多数情况下是生用或者采用酒制。另外，针对该方所主治的脾约证，其病机是肠燥胃热，理应运用攻下药大黄，并且大黄的泻下攻积之力远远强于麻子仁的润肠通便的效果，由此可以推断出大黄更适合作为该方中的君药，不过若是针对虚弱性患者的便秘问题，则可以将麻子仁作为君药，目的在于润肠通便而非攻下。值得注意的是，仲景方麻子仁丸的剂量采用"渐加"的方式，即依据患者的病情

[1]张洋，陈萌，张虹玺.基于网络药理学与分子对接技术探讨麻子仁丸治疗功能性便秘的作用机制[J].西部中医药，2023,36(8):1-5.

[2]王三虎.麻子仁丸治疗尿失禁[J].实用中医内科杂志，1992(2):30,11.

[3]国家药典委员会.中华人民共和国药典[M].北京:中国医药科技出版社，2020:1636.

逐渐增加直到显现出效果，病症消失时就应停止用药，不可长时间服用。在现代，其应用也多是紧紧抓住其胃热燥结、津液受到损伤这样的病机，依据仲景麻子仁丸的原方进行化裁加减，使其主治范围更加细化和延伸，能够用于治疗各种类型的便秘及肠梗阻、痔疮等肠道疾病，同时可用于治疗喘证等病。该方剂的临床应用广泛且有效，近现代名中医的应用为临床提供了经验。

第二节　基于CiteSpace的麻子仁丸研究热点及趋势分析

以文献计量学可视化方法分析近30年麻子仁丸文献，探究其研究热点、前沿及趋势，以期为后续研究与临床应用提供参考。检索中国知网、万方、维普自建库至2024年1月收录的麻子仁丸相关研究文献。采用NoteExpress合并去重，使用CiteSpace软件对年度发文量、机构、作者、关键词等进行分析。经筛选后共纳入文献1022篇，年均发文量约34篇；在研究内容分布中，临床应用类文献占比最高，以消化系统疾病为主；药理实验研究聚焦于其作用机制，如改善炎症反应、调节肠黏膜免疫和肠道微循环等。关键词聚类揭示了12个主要研究类型，包括麻子仁丸在各类便秘及肠易激综合征等消化系统疾病中的临床疗效研究，《伤寒论》中仲景学术思想的探讨及经验总结。最终得出结论：①研究机构主要为各中医药高校及其附属医院，缺乏高校间跨区域合作；②在临床实践中，麻子仁丸被广泛运用于各类以便秘为主的消化系统疾病，实验研究以探究其药物作用机制、有效成分测量方法为主；③目前从信号通路水平探究麻子仁丸治疗各类型便秘的作用机制或成为研究趋势。

麻子仁丸，出自《伤寒论》中"趺阳脉浮而涩，浮则胃气强，涩则小便数，浮涩相抟，大便则硬，其脾为约，麻子仁丸主之"，由麻子仁、枳实、芍药、大黄、厚朴、杏仁组成。本方中麻子仁富含油脂，质润故可润肠通便；杏仁可肃降肺气而润肠；白芍养阴和里以缓急；大黄泻热通便以通腑；枳实、厚朴行气破结消胀；以蜜和丸润燥滑肠，调和诸药。全方配伍，共奏润肠泻热、行气通便之功效，主治脾约证。随着现代医药学家对麻子仁丸相关研究的深入，其功能主治拓展至治疗诸多类型便秘，如老年性便秘[1]、功能性便秘[2]、产后便秘[3]、术后肠梗阻[4]，以及肠易激综合征[5]等。实验表明，麻子仁丸可通过调控水通道蛋白3（AQP3）/囊性纤维化跨膜转导调节

[1] 胡一敏，邓仁辉，王伟，等.脾约丸治疗老年性便秘的疗效观察[J].中国处方药，2016, 14(6):91–92.

[2] 刘梦莹.麻子仁丸加减治疗功能性便秘的效果分析[J].内蒙古中医药，2024, 43(2):19–21.

[3] 田志明.麻子仁丸加减治疗产后便秘50例[J].内蒙古中医药，2010, 29(1):72.

[4] 钱嘉惠，周春宇，杨成城，等.麻子仁丸治疗术后肠梗阻的网络药理研究[J].世界中医药，2022, 17(7):935–940.

[5] 张骞，梁爽.麻子仁丸加减治疗便秘型肠易激综合征疗效观察[J].陕西中医，2012, 33(12):1618–1619.

因子（CFTR）基因发挥"增液/润肠"功效[1]。麻子仁丸作为中药复方，具有复杂的作用机制和灵活多变的适应性，因此在临床上被广泛应用于以各类便秘为主的消化系统疾病。

本节通过 NoteExpress 软件收集文献，使用可视化图谱分析软件 CiteSpace 对研究文献年度发文量、机构、作者、关键词进行可视化分析，探究并揭示麻子仁丸研究热点、趋势，为进一步研究及临床应用提供参考。

一、资料与方法

（一）文献检索

检索中国知网、维普、万方三大数据库，检索条件为"主题"，检索词为"麻子仁丸""麻仁丸""麻仁脾约丸""脾约丸""麻仁滋脾丸"，检索时间范围为自建库至2024 年 1 月 30 日。

（二）纳入与排除标准

1.纳入标准

公开发表的与麻子仁丸相关的期刊文献。

2.排除标准

重复文献；无作者、发表时间、关键词等信息的文献；英文文献、学位论文、会议论文等文献；通知、养生、科普类文献。

（三）数据处理

本研究使用 NoteExpress 软件对文献进行去重，依据纳入和排除标准，最终得到1022 篇文献。以 Refworks 格式将检索到的文献题录导出，采用 NoteExpress 软件筛选去重，完成去重后按照时间排序。采用 CiteSpace 软件绘制知识图谱，将时间跨度设置为 1994—2023 年，时间切片为"1 年"，Top N=50%，节点类型（Node Types）分别为机构（Institution）、作者（Author）、关键词（Keyword），其余设置均为默认模式。

为方便进行数据处理，本研究将全部发文机构统一至一级机构，同一机构不同时期的名称统一为最新名称，如将"延安市人民医院心胸肛肠外科"改为"延安市人民医院"，将"陕西中医学院"统一为"陕西中医药大学"；将同义关键词合并，例如将"中药疗法"与"中医药疗法"进行合并。

---

[1]魏先鹏.麻仁丸调控 AQP3/CFTR 基因发挥"增液/润肠"功效治疗慢传输型便秘的机制研究[D].南充:川北医学院,2023:36–37.

二、结果与分析

（一）文献检索结果及发文量分析

检索后共获得文献 3106 篇，其中中国知网 709 篇，万方 1271 篇，维普 1126 篇，筛选去重后最终纳入相关文献 1022 篇。首篇相关文献发表于 1994 年，整体上年度发文量呈波动性上升趋势，2017 年发文量上升至最高后呈波动性下降。表明 1994 年以来，麻子仁丸相关研究热度持续增高，至 2017 年相关研究热度发展至最高，此后相关研究逐渐减少。

扫一扫，了解更多信息
（年度发文量分布）

（二）作者合作网络分析

纳入的文献中，作者共 2437 位，其中 278 位作者被纳入进行分析，节点代表作者，节点的大小代表发文量，连线代表合作关系，颜色由深到浅表示年份由远及近。依据普赖斯定律[1]，核心作者的最低发文量依据公式为 $M = 0.749 \times \sqrt{N_{max}}$，即核心作者发文量 ≥ 2 篇，经计算共筛选出 67 位核心作者（部分核心作者见表 2-5），共发文 139 篇，发文量占总文献数的 14%。麻子仁丸相关研究人员数量较多，普遍性较高，且研究涉及范围较广。相关研究领域中主要形成了以刘晋华团队、李富增团队为主的合作群，其团队成员合作较为密切，发文量较多。刘晋华团队主要研究复方麻仁丸质量标准的研究[2]、制备工艺及质量控制[3]，以及麻子仁丸中大黄素含量的测定方法[4]，李富增团队主要研究加味麻仁润肠丸治疗便秘型肠易激综合征[5]、功能性便秘[6]、痔源性便秘[7]的疗效及安全性。整体上各团队内部合作较多，但团队与团队间缺乏合作。

扫一扫，了解更多信息
（作者合作网络）

表 2-5　1994—2023 年发文作者频次表（≥ 3 篇）

序号	作者	发文量/篇
1	刘晋华	3
2	李富增	3

[1]刘奕杉, 王玉琳, 李明鑫.词频分析法中高频词阈值界定方法适用性的实证分析[J].数字图书馆论坛, 2017(9):42–49.

[2]刘晋华, 蔡大伟, 屈梅芳.复方麻仁丸质量标准的研究[J].中国药师, 2004(10):778–780.

[3]屈梅芳, 蔡大伟, 刘晋华.复方麻仁丸的制备工艺及质量控制[J].时珍国医国药, 2004(8):478.

[4]李冬梅, 刘晋华, 蔡大伟, 等.高效液相色谱法测定复方麻仁丸中大黄素的含量[J].中国药事, 2005(1):37–38.

[5]李富增.加味麻仁润肠丸治疗肠易激综合征便秘型40例[J].实用中医内科杂志, 2004(4):353–354.

[6]李富增, 申俊岭, 弋巧玲.加味麻仁润肠丸治疗功能性便秘58例临床观察[J].河南中医学院学报, 2004(2):62–63.

[7]李富增, 弋巧玲.加味麻仁润肠丸治疗痔源性便秘46例临床观察[J].四川中医, 2004(9):74–75.

续表

序号	作者	发文量/篇
3	陈雪清	3
4	于永铎	3
5	孙士然	3

（三）机构合作网络分析

所纳入文献涉及机构 191 家，表 2-6 为 1994—2023 年发文机构频次表（≥ 3 篇）。机构合作网络图节点间有连线代表机构之间存在合作，网络密度高则说明各机构之间合作关系较紧密。各中医药大学与其附属医院及省内学术研究机构为各机构间主要合作关系。从整体来看，各机构间合作较为分散，大多以地域邻近的机构进行合作，跨地域、跨学科合作较少。其中北京中医药大学发文量最高（11 篇），该机构关于麻子仁丸的研究人员较为分散，尚未形成核心作者，研究内容涉及麻子仁丸"金匮要略之下法"[1]、"直肠癌术后防治"[2]、麻子仁丸与"太阳阳明、脾约"间关系[3] 等方面。其次为成都中医药大学（8 篇），该机构研究成员同样较为分散，尚未形成核心作者，其研究内容涉及麻子仁丸"苦甘化阴法原理探讨"[4]"抑菌作用"[5]"重金属及砷盐的含量测定"[6]"抗氧化作用"[7] 等方面研究。

扫一扫，了解更多信息
（机构合作网络）

表 2-6　1994—2023 年发文机构频次表（≥ 3 篇）

序号	机构	频次
1	北京中医药大学	11
2	成都中医药大学	8
3	上海中医药大学附属龙华医院	5
4	中国中医科学院西苑医院	4

[1]田丽楠，王新佩.试析仲景《金匮要略》下法的应用特点[J].环球中医药，2015, 8(4):438–441.

[2]郎睿，张潇彤，王娟，等.小半夏汤联合麻仁润肠丸治疗直肠癌术后反复肠梗阻验案[J].山东中医杂志，2018, 37(5):425–426.

[3]朱文翔，程发峰，王雪茜，等.刍议太阳阳明、脾约及麻子仁丸三者的联系[J].中华中医药杂志，2017, 32(9):3925–3927.

[4]张晶晶，刘渊.郑钦安苦甘化阴法原理探讨[J].陕西中医药大学学报，2018, 41(2):9–11.

[5]周昕，秦玉花，张权生.《伤寒论》12 首含大黄方剂对 8 种细菌的抑菌作用[J].甘肃中医，2010, 23(8):56–57.

[6]张梅，唐茂林，杨荣平，等.中药制剂麻仁丸中重金属及砷盐的含量测定[J].成都中医药大学学报，1999(4):28–29.

[7]杨翠平，曾俊岭.麻仁丸对便秘模型小鼠抗氧化作用的实验研究[J].中华实用中西医杂志，2006, 15:19.

续表

序号	机构	频次
5	山东中医药大学	4
6	中国中医科学院广安门医院	4
7	上海中医药大学附属曙光医院	3
8	川北医学院附属医院	3
9	河北省中医院	3
10	北京中医药大学东直门医院	3
11	陕西中医药大学	3

（四）关键词网络分析

1.关键词共现

关键词体现了一篇文献的主要表达内容，文献的高频关键词可以一定程度上反映相关领域的研究重点[1]。通过合并关键词、调整网络连线后得到295个节点，745条连线，节点代表出现频次 ≥ 3 的关键词，节点大小代表关键词频次，连线粗细代表关联强度。出现频次排前 10 的关键词，见表 2-7。可看出麻子仁丸主要治疗病种为"功能性便秘""老年型便秘"，治疗多通过"中西医联合疗法"，研究关注点侧重于"临床疗效"及中医经典《伤寒杂病论》中的"脾约证"。节点的紫色外圈代表此节点具有高中介中心性，中介中心性是衡量节点重要性的一个关键指标，范围在0 ~ 1.0，高中介中心性的节点是联系不同聚类的枢纽[2]，可以看出"便秘""麻仁丸""中医治疗""功能性便秘"这些关键词在该领域发挥了不可忽视的"桥梁"作用。

扫一扫，了解更多信息
（关键词共现）

表 2-7 高频关键词（前 10）

序号	关键词	频次	中介中心性	起始时间/年
1	便秘	323	0.52	1995
2	麻仁丸	143	0.27	1995
3	中医治疗	120	0.22	1996
4	功能性便秘	118	0.22	1998

[1]奉国和, 吴敬学.国内机构知识库研究文献的可视化分析[J].图书情报工作, 2011, 55(22):95-100.
[2]李杰, 陈超美著.CiteSpace:科技文本挖掘及可视化[M]. 3 版.北京:首都经济贸易大学出版社, 2022:168.

序号	关键词	频次	中介中心性	起始时间/年
5	临床疗效	116	0.15	1995
6	麻子仁丸	114	0.21	1997
7	麻仁润肠丸	56	0.23	1994
8	老年性便秘	49	0.04	2001
9	老年患者	47	0.05	2001
10	伤寒杂病论	35	0.09	1996

2. 关键词聚类

在麻子仁丸关键词共现分类的基础上，对其主要关键词进行聚类分析后，共得到12个聚类，聚类模块值（Q值）为0.8338，轮廓值（S值）为0.94，按照标准Q值＞0.3、S值＞0.5，说明此聚类划分合理，可信度较高。各聚类具体内容，见表2-8。#0、#6、#9、#12探讨麻子仁丸主治疾病，#0是最大聚类，主要反映麻子仁丸治疗疾病以"便秘"为主。#1、#3、#7为麻子仁丸及其异名方。#2主要讨论麻子仁丸出处《伤寒杂病论》。#4、#11为主要治疗手段。#5表明该领域研究以观察临床疗效为主。#10则为主要药理成分相关研究。

扫一扫，了解更多信息（关键词聚类）

表2-8　关键词聚类表

序号	节点数	S值	平均年份	聚类标签	主要关键词
0	27	0.868	2003	便秘	便秘、功能性便秘、老年性便秘、麻仁润肠丸、老年病
1	26	0.975	2008	麻子仁丸	麻子仁丸、麻仁丸、糖尿病、肾气丸、消渴病
2	23	0.943	2005	伤寒杂病论	《伤寒杂病论》、脾约证、张仲景、《金匮要略》、下法
3	23	1.000	2003	麻仁丸	麻仁丸、中医治疗、麻子仁丸、中西医结合治疗、结肠
4	22	0.929	2005	中医治疗	中医治疗、中药、润肠通便汤、脾约丸、麻子仁丸
5	20	0.99	2004	临床疗效	临床疗效、麻仁滋脾丸、对照治疗观察、中医治疗、莫沙必利
6	19	0.933	2014	慢传输型便秘	慢传输型便秘、P物质、老年性便秘、血管活性肠肽、一氧化氮
7	18	0.851	2008	麻仁润肠丸	麻仁润肠丸、治疗、产后便秘、莫沙必利、排便困难

续表

序号	节点数	S值	平均年份	聚类标签	主要关键词
8	17	0.955	2010	老年患者	老年患者、慢性便秘、耳穴贴压、神阙穴、中药贴敷
9	14	0.904	2014	功能性便秘	功能性便秘、效果、便秘、西沙必利、黄芪润肠颗粒
10	11	0.943	1997	大黄素	大黄素、橙皮苷、高效液相色谱法、芦荟大黄素、外标法
11	8	0.974	2014	针灸	针灸、胸腰椎骨折、通便汤、肠胃疾病、四子散热熨腹部
12	5	1.000	2010	肠易激综合征	肠易激综合征、病因、诊断、治疗方法、便秘

3. 关键词突现

关键词突现词为某段时间内出现次数变化较大的词，故可体现不同时期的研究热点趋势。根据研究可得到 25 个突现词，可以看出麻子仁丸在治疗"老年患者"中"老年性便秘"研究较早，自 2010 年开始，其治疗研究方向逐渐多样化发展，扩展到"肠易激综合征""习惯性便秘""产后便秘"等病。2011 年以前，对于"大黄素"等基于药理学的实验研究较为热门。自 2014 年开始，研究人员更注重于研究其"临床疗效"如将其与同为消化系统常用药的"乳果糖"进行对比；在联合用药方面，除了传统的"中医治疗"，近年来还出现了联合"耳穴贴压""针刺""穴位贴敷"的内外合治法。此外，自 2015 年以来，对于经典《伤寒杂病论》及其原文所提到的"脾约证"相关研究也较为热门。

扫一扫，了解更多信息
（关键词突现）

4. 关键词时间线

关键词时间线图是以时间为横轴，将相同聚类高频关键词作为节点，通过节点大小、连线关系，直观呈现该领域研究热点随时间演变、关联及发展趋势的可视化图谱。对麻子仁丸进行时间线分析，可以分为三个阶段：初期（1990—2000 年），"麻子仁丸""伤寒杂病论""便秘""中医治疗""临床疗效"等基础关联概念备受关注，体现研究者围绕麻子仁丸理论溯源和治疗便秘等方面进行了探索；中期（2000—2015 年），拓展到"老年患者""功能性便秘""老年便秘"等方面，聚焦临床应用、不同人群治疗效果；近期（2015—2023 年），细化到"作用机制""肠道菌群""生活质量"等，深入疾病亚型（慢传输型）、综合疗法（针刺、耳穴、中药敷脐）的运用研究。从整体看，麻子仁丸的研究从理论溯源到临床应用拓展，再到机制研究，体现麻子仁丸研究从基础到临床、从宽泛到细分深入的演进，反映中医药领域对经典方剂现代化研究的逐步推进。

扫一扫，了解更多信息
（关键词时间线）

三、小结

（一）研究现状

麻子仁丸的首篇研究文献发表于 1987 年，发文量整体呈波动性上升趋势，于 2017 年发文量上升至最高后呈波动下降趋势，表明 2017 年麻子仁丸相关研究热度较高，近年来相关研究减少。从作者和机构网络分析可知，形成了以刘晋华团队、李富增团队为主的合作群，其团队内部成员合作密切，发文量较多，但各个团队之间深度合作较少。麻子仁丸的研究机构以中医药高校及其附属医院、省内学术研究机构为主，主要合作方式为各高校及其附属医院，各大高校之间较少进行合作研究，目前尚未形成核心研究机构。因此各大科研、学术机构间应加强深度合作研究及学术交流，以便在相关领域取得更多突破性进展及重要研究成果。

（二）研究热点

1.重视临床应用，临床价值巨大

自相关研究伊始，麻子仁丸在临床应用领域始终是研究者关注的热点。随着我国人口逐渐迈向老龄化，老年性疾病也日益受到关注。便秘是最常见的老年病，长期便秘严重影响老年患者的生活质量及身心健康，严重者甚至可以诱发老年人心律失常、心绞痛、急性心肌梗死、脑血管病及血栓脱落等严重并发症[1]。杨格和赵猛[2]通过对 80 例老年下肢骨折需长期卧床患者进行分组对照观察，两组皆进行常规骨折术后治疗，观察组在对照组基础上使用麻仁丸进行治疗，得出结论，中成药麻仁丸可以使老年下肢骨折患者便秘发生率明显降低，具有一定临床价值。张泉与高鹏[3]运用麻子仁丸加减与果导（酚酞片）治疗恶性肿瘤化疗后便秘患者，麻子仁丸治疗组有效率高达 93.3%，而果导片有效率则为 71.4%，患者化疗期间多因为精神紧张、饮食结构不合理、长期卧床、药物不良反应等引起便秘，便秘发生率约 15%。中医认为，癌症患者可因久病伤阴、津液不足引起肠燥便秘，加之化疗药物更加损伤脾胃，脾胃运化失常，津液不得四布，津枯不能濡润大肠，故大便秘结，麻子仁丸的主要功效为清热润肠，理气通腑，因此对于癌症患者化疗后便秘具有显著疗效。此外，麻子仁丸在临床上还用于治疗产后便秘、肠易激综合征、肠梗阻、慢性结肠炎等诸多以便秘为主的消化系统疾病。

---

[1]李夫艳.浅析老年性便秘的原因及其防治[J].职业与健康,1999(3):32.
[2]杨格,赵猛.中成药麻仁丸预防老年下肢骨折发生便秘的临床疗效观察[J].内蒙古中医药,2017,36(19):12-13.
[3]张泉,高鹏.麻子仁丸加减治疗恶性肿瘤化疗后便秘的临床观察[J].辽宁中医药大学学报,2009,11(4):117-118.

2. 张仲景学术思想的探索，加深了对临床疾病的认识

麻子仁丸出自东汉张仲景《伤寒杂病论》，为仲景"下法"中"润下"之代表方[1]，《素问·阴阳应象大论》中"其下者，引而竭之；中满者，泻之于内……其实者，散而泻之"为其立论依据。麻子仁丸作为治疗"脾约证"之专方，原文对其解释为："趺阳脉浮而涩，浮则胃气强，涩则小便数，浮涩相抟，大便则硬，其脾为约，麻子仁丸主之。"王振朋、王勇[2]通过对成氏注解的思考及对《伤寒论》相关原文的分析，认为"脾约"另有含义，不可单纯解释为脾为胃输布津液的过程被约束，而应当解释为脾主运化的功能被约束，即小肠失于蠕动。目前有诸多学者通过对仲景治则思想的剖析，结合后世医家注解，对其医理提出不同见解，扩展了仲景"下法"之含义，进一步扩展了麻子仁丸临床使用范围。

3. 同步开展实验研究，探索作用机制

麻子仁丸的相关药理研究始终与临床应用保持紧密同步，其作用机制也一直是实验研究的核心关注焦点。钱嘉惠等[3]对麻子仁丸在治疗术后肠梗阻（POI）方面的作用靶点进行了预测，并探讨了其潜在的多成分、多靶点、多通路作用机制，研究发现，麻子仁丸能够通过多种途径、多个靶点及多个通路，对术后肠梗阻的炎症反应产生改善作用，同时调节肠黏膜免疫和肠道微循环等。惠秋沙[4]采用高效液相色谱法（HPLC）法同时测定了麻子仁丸中芍药苷、橙皮苷、大黄素和厚朴酚的含量，得出结论为高效液相色谱法结果准确、灵敏度高、重现性好，可作为麻子仁丸质量控制的定量方法。娄秀辉等[5]通过比较大黄、大黄素和麻仁润肠丸对于大鼠大肠神经系统的作用，得出结论：麻仁润肠丸作用温和，且长期应用不会出现严重的毒副反应，治疗效果相比大黄、大黄素更为优良且不良反应少，因此适合老年便秘患者长期服用。

通过关键词突现分析，可知近些年来突现词有老年性便秘、产后便秘、大黄素、橙皮苷、耳穴贴压、针刺等，可对麻子仁丸进行研究方向的预测：从网络药理学探究麻子仁丸中大黄素、橙皮苷的药物作用机制；从信号通路水平探究麻子仁丸治疗各类型便秘的作用机制；从细胞代谢等微观层面探索麻子仁丸对肠道功能的影响；使用数据挖掘等研究方法探讨麻子仁丸联合耳穴贴压、针刺等治疗方法的使用规律，梳理并优化麻子仁丸的用药指南，旨在提升其在临床应用中准确性。

[1]韩延华,姜勋.《伤寒论》中的泻下剂及其配伍规律浅析[J].河南中医,2010,30(9):833–836.

[2]王振朋,王勇.仲景"脾约"病新探[J].国医论坛,2020,35(1):1–2.

[3]钱嘉惠,周春宇,杨成城,等.麻子仁丸治疗术后肠梗阻的网络药理研究[J].世界中医药,2022,17(7):935–940.

[4]惠秋沙.高效液相色谱法同时测定麻子仁丸中五种成分的含量[J].山东中医药大学学报,2011,35(4):366–368.

[5]娄秀辉,黄光明,王楠,等.麻仁润肠丸、大黄和大黄素对大鼠大肠神经系统影响的研究[J].中华结直肠疾病电子杂志,2014,3(1):16–21.

（三）不足之处

本研究综合梳理了中国知网、维普及万方这三大数据库收录的麻子仁丸相关研究文献资料，构建了较为完备的数据集。运用文献计量学方法，对麻子仁丸领域的研究进展及研究热点进行了系统的分析，具有一定参考意义。

然而，本次研究并未涵盖近期发表的新文献及英文文献，导致了数据集的不完整性，并对研究结果的准确性带来了一定影响。另外，由于 CiteSpace 软件在文献内容分析方面的限制，本研究的结论存在一定的局限性。

第三章　小陷胸汤

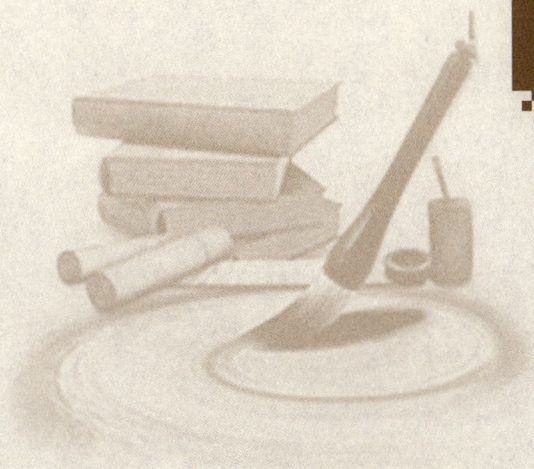

　　小陷胸汤是张仲景《伤寒论》中的经典名方，具有清热化痰、宽胸散结之功，主治痰热互结之结胸证。此方由黄连、半夏、瓜蒌3味中药组成，既能涤胸膈痰热，又能开心中气结，堪为防治胸痹、心痛之佳方。本章全面考证小陷胸汤关键信息及古今应用进展，同时采用文献计量学方法研究相关文献，并进行可视化分析，望为该方深度研究与临床拓展应用提供参考。

第一节　小陷胸汤的历史沿革与关键信息考证

　　小陷胸汤作为中医经典名方之一，在现代临床中的应用日益广泛，且疗效显著，被纳入《古代经典名方目录（第二批）》中，位列第12位。本节旨在全面剖析小陷胸汤的历史脉络及其在现代医学中的应用，通过梳理自东汉至民国时期的文献资料，系统考察了小陷胸汤的处方源流、药物组成、功能主治、药物炮制及具体的煎煮、服用方法等内容。研究发现，小陷胸汤最早见于东汉张仲景所著的《伤寒论》之中，由黄连、半夏、瓜蒌3味药物组成。古籍载其主治小结胸证，而在现代将其用于呼吸系统、消化系统、心血管疾病，甚至肿瘤等难治性疾病。对剂量的考证表明，按照汉代度量衡的药物剂量换算至现代，建议取瓜蒌实大者1个（40～60g），黄连15g，半夏65g，以水1200mL，煎至400mL，去滓，分3次温服，该剂量严格遵循2020年版《中华人民共和国药典》所规定的最高安全剂量标准，且瓜蒌应先煎并去滓再煎。本节全面考证小陷胸汤关键信息及古今应用进展，望为该方深度研究与临床拓展应用提供参考。

　　《古代经典名方目录（第二批）》载《伤寒论》[1]原文为"黄连一两，半夏半升，洗，瓜蒌实大者一枚，上三味，以水六升，先煮瓜蒌，取三升，去滓，纳诸药，煮取二升，去滓，分温三服"。该方历史悠久，临床经验丰富，并在现代医疗中被广泛应用。目前小陷胸汤及其类方的相关论文主要聚焦于实验和临床研究方面，以"小陷胸汤"为关键词在中国知网中进行检索（截至2024年1月20日），相关研究报

---

[1]张仲景.伤寒论[M].文棣，校注.北京:中国书店,1993:52.

道有 919 条,当前的研究者对于小陷胸汤的药理成分、作用机制、临床应用及拓展等方面进行探究,展现出了广泛而深入的研究趋势。然而,相比之下,从古代文献层面深入考证的论文却较为稀缺。因此,对于现代医学研究与复方制剂开发来说,小陷胸汤的考证具有重要的研究意义,古代文献的考证及现代临床应用的总结,不仅有利于发挥中医药的优秀特色,还能将中医药经典理论和实践经验相融并创新转化。若缺乏深入的文献考证,便难以构筑起对小陷胸汤原方药材炮制、药物剂量、煎服法及临床应用等核心环节的全面且精准的认知,进而阻碍中医药现代化进展。

因此,本研究致力于填补这一研究空白,通过系统搜集、整理与考证东汉至民国时期的有关文献,深入探讨小陷胸汤的发展源流与临床应用经验。本研究用文献研究方法,对其处方源流进行追溯,明晰该方的历史演变过程,以确保研究的全面性与真实性。

一、资料与方法

基于《中华医典》、书同文·中医中药古籍大系、读秀学术搜索等网络数据库,对涉及"小陷胸汤"的古今文献进行全面检索,获取有关"小陷胸汤"的医籍原文,并对检索到的条文,查阅图书进行核实和审校以确保文献的全面性、准确性和可靠性。此外,瓜蒌在传统医籍中有"栝楼""栝蒌"等名称,本节统一为"瓜蒌"。

二、结果与分析

(一)入选文献

以"小陷胸汤"为关键词,在各大数据库如中国知网、维普、万方及《中华医典》等进行全文检索,经过数据筛查,共获得有效数据 479 条,除去重复、转引部分,其中汉代 2 条,唐代 1 条,宋代 2 条,金代 1 条,元代 1 条,明代 14 条,清代 9 条,具体见表 3-1。

(二)处方源流

小陷胸汤处方最早见于《伤寒论》太阳病篇第 138 条。《伤寒论·辨太阳病脉证并治下》曰:"小结胸病,正在心下,按之则痛,脉浮滑者,小陷胸汤主之。"通过对小陷胸汤的历史源流分析,可以清晰地看到,《伤寒论》所阐述的功能治法一直占据主流地位,已成为中医界共识。从文献记载来看,《史记》中详细记载了最早使用该方治疗疾病的医家,即西汉淳于意,用于治疗中下俱热的"涌疝"证。小陷胸汤的别名有陷胸汤，程应旄《伤寒论后条辨》[1]曰："黄连涤热，半夏导饮，瓜蒌实润燥，合之以开结气亦名曰'陷胸'者，攻虽不峻，而一皆直泄其里，胸中之实邪，亦从此夺矣。"《金匮要略》撰于3世纪初，为张仲景原撰《伤寒杂病论》十六卷中的"杂病"部分，经晋代王叔和整理后，其古传本之一名《金匮玉函要略方》，该书将小陷胸汤加减化裁后用于治疗胸阳不振所致的胸痹。至唐代，《外台秘要》中记载有医家提出了服用该药时忌食羊肉、猪肉等。宋代及金元时期主治及煎服法等均基本与原方一致，未产生较大争议，然后世医家还进行了不同程度的延伸与发展。直至明清时期更是涌现出大量的方书，主治病症也更多样，《泻疫新论》[2]中提到主治"饮水太过或结胸发呕者"，宜小陷胸汤加入少许生姜；《古今医统大全》治疗"痞满喘嗽"。同时期，温病学说发展迅速，小陷胸汤及其加减化裁记载颇多，《温病条辨》[3]中应用小陷胸汤合大承气汤治疗"温病三焦俱急，大热大渴，舌燥，脉不浮而躁甚，舌色金黄，痰涎壅甚"；又应用小陷胸汤加枳实治疗"阳明暑温，水结在胸"见"脉洪滑，面赤身热头晕，不恶寒，但恶热，舌上黄滑苔，渴欲凉饮，饮不解渴，得水则呕，按之胸下痛，小便短，大便闭者"；《医学心悟》中治疗小结胸加枳实一钱五分，效更可见。故而小陷胸汤在这一时期的流传与发展已然达到了顶峰。

表 3-1 小陷胸汤文献记载

医籍名称	朝代/国家	作者	主治	组成	煎服法
《伤寒论》	汉	张仲景	小结胸病，正在心下，按之则痛，脉浮滑者，小陷胸汤主之	黄连一两，半夏半升，瓜蒌实大者一个	以水六升，先煮瓜蒌，取三升，去滓，纳诸药，煮取二升，去滓，分温三服
《金匮玉函经》[4]	汉	张仲景	治伤寒心下坚，按之痛	瓜蒌实一枚，黄连二两，半夏半升	上三味，以水六升，先煮瓜蒌取三升，去滓，内诸药煮，取二升，去滓，分温三服

[1]程应旄.伤寒论后条辨·读伤寒论赘余:快意学伤寒第一书[M].王旭光,张宏,点校.北京:中国医药科技出版社,2011:174.

[2]陈存仁.泻疫新论[M].上海:上海中医学院出版社,1993:56.

[3]吴鞠通.温病条辨[M].谢玲玲,赵炎,整理.广州:广东科技出版社,2022:95.

[4]张机.金匮玉函经[M].北京:人民卫生出版社,2022:331.

续表

医籍名称	朝代/国家	作者	主治	组成	煎服法
《外台秘要》[1]	唐	王焘	又小结胸病正在心下，按之则痛，脉浮滑者，小陷胸汤主之方	黄连（上好者）一两，瓜蒌实大者破一枚，半夏（洗）半升	上三味切，以水六升，煮瓜蒌实取三升，去滓，内诸药，煮取二升，去滓，温分三服。忌羊肉饧猪肉（千金翼同）
《太平圣惠方》[2]	宋	王怀隐	—	黄连（去须）一两，半夏（汤洗七遍去滑）二两，瓜蒌一枚	上件药，并细锉，每服半两，以水一大盏，入生姜半分，煎至五分，去滓，不计时候温服
《三因极一病证方论》[3]	宋	陈言	治结胸病，正在心，按之则痛，脉浮滑者	黄连一分，半夏（汤洗去滑）六钱，瓜蒌实不用四分之一	上为锉散，水二盏，先煎瓜蒌，至盏半，入前药，煎至六分，去滓，分二服，利黄涎沫即安
《伤寒直格》[4]	金	刘完素	小结胸者，心下按之而痛，脉浮而滑，别无大段热证也	半夏（汤洗，全用，不锉）四钱，生姜（切）二钱，黄连（锉）二钱，瓜蒌实（唯锉其壳，子则不锉，或单用其中子者非也）大者，半个	上以水三盏，煮瓜蒌取汁一盏半，内余药，煮至一盏，绞取汁，分两次温服，以效为度
《卫生宝鉴》[5]	元	罗天益	按之心中痛，脉浮滑者	黄连二钱半，半夏六钱，瓜蒌实大者一枚，用四分之一	上以水三盏，先煎瓜蒌实至一盏半，去滓，入前药二味，煎至一盏，分作二服，利下黄涎即安
《济阳纲目》[6]	明	武之望	胸中痰结	半夏六钱，黄连三钱，瓜蒌实一个，连皮肉取四分之一	上锉，作一服，水二盏。先煮瓜蒌至一盏半，下余药，煎至一盏温服

[1]王焘.外台秘要[M].北京:人民卫生出版社,1955:82–83.

[2]王怀隐.太平圣惠方[M].北京:人民卫生出版社,1958:237.

[3]陈无择.三因极一病证方论[M].北京:中国医药科技出版社,2011:64–65.

[4]刘完素.伤寒直格　伤寒标本心法类萃[M].北京:人民卫生出版社,1982:57,75.

[5]罗天益.卫生宝鉴[M].北京:人民卫生出版社,1963:400.

[6]武之望.济阳纲目[M].扬州:江苏广陵古籍刻印社,1982:720.

续表

医籍名称	朝代/国家	作者	主治	组成	煎服法
《医学正传》[1]	明	虞抟	治小结胸阳证，伤寒下之太早，变为结胸，胸中作痛，痞满	黄连一钱三分，半夏二钱六分，瓜蒌（连穰）二钱五分	上细切，作一服，用水二盏，先煮瓜蒌，去滓，纳诸药，再煮至七分盏，去滓温服，未和再投一服
《奇效良方》[2]	明	方贤	小结胸病，心下痞满而软，按之则痛，脉浮滑者	半夏（汤泡）五钱，黄连二钱，瓜蒌实三钱	上作一服，水二盅，先煮瓜蒌至一盅半，后入诸药，煎至一盅，不拘时服
《医宗必读》[3]	明	李中梓	治小结胸	黄连一钱五分，半夏三钱，瓜蒌实二钱	水二钟，煎一钟服
《删补颐生微论》[4]	明	李中梓	下早，热结胸中，按之则痛，小结胸也	半夏（汤洗）半升，黄连一两，瓜蒌实大者一枚	水六升，先煮瓜蒌，取三升。去滓，纳诸药，煮取二升，分温三服
《景岳全书》[5]	明	张景岳	小陷胸汤 治小结胸，正在心下，按之则痛，脉浮滑者	半夏三钱，黄连钱半，瓜蒌仁二钱	上先以水二盅，煎瓜蒌至一盅半，乃入二药同煎至八分，温服
《秘传证治要诀及类方》[6]	明	戴原礼	小陷胸汤	半夏三钱，黄连一钱半，瓜蒌实二钱	水盏半，煮瓜蒌实至一盏，却下余药，煎八分，温服。以微吐黄涎水为愈
《简明医彀》[7]	明	孙志宏	小结胸胀闷，按之而痛	瓜蒌三钱，半夏二钱，黄连钱半	上先煎瓜蒌，次入半夏、黄连煎，热服。口渴去半夏，加枳实
《明医指掌》[8]	明	皇甫中	痰气阻滞中州而为痞者，小陷胸汤	半夏六钱，黄连三钱，瓜蒌小者一个，大者半个	用水二钟，加生姜三片，先煎瓜蒌，约钟半许，入半夏、黄连，煎至一钟，温服

[1]虞抟.医学正传[M].北京:中医古籍出版社,2002:48.

[2]方贤.奇效良方 上[M].北京:商务印书馆,1959:142.

[3]李中梓.医宗必读[M].上海:上海科学技术出版社,1959:164.

[4]李中梓.删补颐生微论[M].包来发,郑贤国,校注.北京:中国中医药出版社,1998:230.

[5]张介宾.景岳全书[M].北京:中国中医药出版社,1994:831.

[6]戴原礼.秘传证治要诀及类方[M].沈凤阁,点校.北京:人民卫生出版社,1989:196.

[7]孙志宏.简明医彀[M].余瀛鳌,点校.北京:人民卫生出版社,1984:62.

[8]皇甫中.明医指掌[M].张印生,校注.北京:中国中医药出版社,1997:131.

续表

医籍名称	朝代/国家	作者	主治	组成	煎服法
《丹台玉案》[1]	明	孙文胤	胸膈迷闷，乃邪热结于上焦而生痰也	半夏六钱，黄连三钱，瓜蒌一个	连皮肉取四分之一作一服，水二钟。先煮瓜蒌至一钟半，下余药煎至一钟温服。如未效，再服。口出黄涎即愈
《普济方》[2]	明	朱橚	小结胸病，正在心下，按之则痛，脉浮滑者，小陷胸汤主之	黄连（苦寒）一两，半夏（洗辛温）半升，瓜蒌实（苦寒）大者一个	上三味，以水六升，先煮瓜蒌，取三升，去滓，纳诸药，煮取二升，去滓，分温三服
《古今医鉴》[3]	明	龚信	治小结胸，心下痞满而软，按之则痛	黄连（炒），半夏五钱，瓜蒌仁三钱	上锉一剂，生姜三片，水煎，不拘时服
《古今医统大全》[4]	明	徐春甫	治热痰，胸膈不利，痞满喘嗽	黄连、瓜蒌仁、半夏各二钱	上先以水二盏煎瓜蒌仁，一盏半下二药同煎八分，温服，未利再服
《脉症治方》[5]	明	吴正伦	小结胸	黄连三钱，半夏六钱，瓜蒌仁（去壳）三钱	上作一服，姜五片，水二钟，煎至一钟，通口服
《泻疫新论》[6]	日本	高岛久贯	治伤寒发渴而饮水太过，或结胸而发呕者	黄连一两，半夏（洗）半升，瓜蒌实大者一枚	上三味以水六升，先煮瓜蒌实，取三升去滓，内诸药煮取二升去滓分温三服
《经方例释》[7]	清	莫枚士	治伤寒心下坚，按之痛	黄连（《伤寒》一两）二两，瓜蒌实（捣）一枚，半夏半升	上三味，以水六升，先煮瓜蒌取三升，去滓，内诸药，煮取二升，去滓，分温三服。一服未知，再服，微解下黄涎便安也

[1]孙文胤.丹台玉案[M].北京:中国中医药出版社,2016:51.

[2]朱橚.普济方 第三册[M].北京:人民卫生出版社,1982:961.

[3]龚信.古今医鉴[M].龚廷贤,续编.王肯堂,订补.熊俊,校注.北京:中国医药科技出版社,2014:40.

[4]徐春甫.古今医统大全 上册[M].崔仲平,王耀廷,主校.北京:人民卫生出版社,1991:1254.

[5]吴正伦.脉症治方[M].曹洪欣,崔蒙,主编.张华敏,刘寨华,于峥,校注.北京:学苑出版社,2014:161.

[6]源元凯,秋吉质,高岛久贯.温病之研究温疫论私评泻疫新论[M].北京:学苑出版社,2008:262.

[7]莫枚士.经方例释[M].张印生,韩学杰,校注.北京:中国中医药出版社,1996:153.

续表

医籍名称	朝代/国家	作者	主治	组成	煎服法
《医方论》[1]	清	费伯雄	小陷胸汤非但治小结胸，并可通治夹滞时邪，不重不轻，最为适用	黄连一两，半夏半升，瓜蒌一枚	—
《删补名医方论》[2]	清	吴谦	小陷胸汤 治心下痞，按之则痛，脉浮滑者	黄连一两，半夏半升，瓜蒌实大者一个	上三味，以水六升，先煮瓜蒌实，取三升，去滓，内诸药，煮取二升，分温三服
《医碥》[3]	清	何梦瑶	痰饮痛轻者小陷胸汤；胸痛，小陷胸汤	姜制半夏、瓜蒌仁各三钱，黄连一钱	煎汤，温服
《文祖正订寒温条辨》	清	杨璇	小结胸病，正在心下，按之则痛，脉浮滑者，此方主之邪气深入，尚在半表半里，为热、为痰、为饮，病有浅深，方有大小，除热下痰	黄连（姜汁微炒）一钱五分，半夏（姜炒）三钱，瓜蒌（捣烂）一个	水煎温服
《张氏医通》[4]	清	张璐	治小结胸，正在心下，按之则痛，脉浮滑者	黄连三钱，半夏（洗）三合，瓜蒌实一枚	上三味，以水六升，先煮瓜蒌取三升，去滓，内诸药，煮取二升，去滓，分温三服
《兰台轨范》[5]	清	徐灵胎	治病在心下，按之则痛，脉浮滑者	黄连一两，半夏（洗）半升，瓜蒌实大者一个	上三味，以水六升，先煮瓜蒌，取三升，去滓，纳诸药，煮取二升，去滓，分温三服
《医宗己任编》[6]	清	高鼓峰	邪传心下，未全入胃，用此以泻心下之邪	半夏（君）、黄连（佐）、瓜蒌（臣）、生姜（引）、大枣（引）	—

[1]费伯雄.医方论[M].李铁君,点校.北京:中医古籍出版社,1987:24.

[2]吴谦.医宗金鉴(二)删补名医方论[M].北京:人民卫生出版社,1957:126.

[3]何梦瑶.医碥[M].上海:上海科学技术出版社,1982:193,365.

[4]张璐.张氏医通[M].李静芳,建一,校注.北京:中国中医药出版社,1995:335.

[5]徐灵胎.兰台轨范[M].刘洋,刘惠杰,校注.北京:中国中医药出版社,2008:66.

[6]高鼓峰.医宗己任编[M].王汝谦,注.上海:上海卫生出版社,1958:147.

（三）药物组成及方义

经统计，东汉至民国时期记载小陷胸汤组成的有效数据（除去重复、转引者）共30条，加入生姜（包含姜汁）者4条，加入大枣者1条。绝大部分仍与《伤寒论》原方药物组成一致。因此，临床中可根据情况进行加减，而在经典名方的考证中应以原方3味药为标准。

小陷胸汤专于涤除胸膈痰热，开散胸膈气结，从而恢复气机的顺畅。《伤寒论》原文所描述的小结胸病，其病位明确于心下，即胃脘部上方，患者按之则感疼痛，脉象浮滑，此皆为小陷胸汤的适应证。方中瓜蒌性味甘寒而润，入肺经，既能清热涤痰，又可理气散结。《本草思辨录》[1]谓"瓜蒌实之长，在导痰浊下行，故结胸、胸痹非此不治"，实为君药。黄连作为臣药，其味苦寒，清泄心下之热结，与瓜蒌实相合，则清热化痰之力倍增。半夏辛温，化痰涤饮，开结消痞，半夏与黄连同用，辛开苦降，既清热化痰，又开郁除痞。三药配合，辛开苦降，痰热各自分消；宽胸散结，以祛结滞之患。全方药物虽仅有三味，但配伍精当，用药精准，整方苦降辛开，润燥相得，既可清热化痰，又可开郁除痞，使气机得以顺畅。《古今名医方论》[2]称此方："以半夏之辛散之，黄连之苦泻之，瓜蒌之苦润涤之，所以除热散结于胸中也。"

（四）功能主治

收录小陷胸汤功能主治的数据共479条，除去转引部分，见于30本文献中，包括心下痛、吐酸、流涎、胃痞、咳嗽、哮喘、心悸、痞满、胁痛、胸痹、腹痛等病症。历代医籍大多沿用《伤寒论》小陷胸汤证的功能主治，张仲景首次提出"小结胸病，以小陷胸汤主之"。随着医学的不断创新与发展，其药物组成、功能主治已基本上达成共识，后代医籍对本方的主治病症有所扩展。《济阳纲目》提到治疗"结胸病，手不可近，加之小腹满痛"，《医碥》中提到治疗"咳嗽面赤"，《医学正传》中提及可治疗"渴而饮水太过又发者"，《丹溪心法》[3]治食积及痰壅滞而喘急者，为末糊丸服之。《金镜内台方议》[4]曰："（小陷胸汤）又治心下结痛，而气喘闷者。"另外，若呕恶，可加竹茹、生姜；痰稠，加桔梗；胸痛，加枳实、枳壳；胸胁痛甚，合四逆散；口苦、寒热往来，合小柴胡汤，名柴陷汤。结胸证，除大、小结胸外，尚有寒结、食结等，在妇人血结中较为常见。

---

[1]周岩.本草思辨录[M].邹运国，点校.北京:人民军医出版社,2015:55-56.

[2]罗美.古今名医方论[M].张慧芳，伊广谦校注.北京:中国中医药出版社,1994:65.

[3]朱丹溪.丹溪心法[M].田思胜，校注.北京:中国中医药出版社,2008:66.

[4]许宏.金镜内台方议[M].北京:人民卫生出版社,1986:84.

表 3-2 小陷胸汤主治病症

朝代	出处	主治
汉	《伤寒论》[1]	小结胸病,正在心下,按之则痛,脉浮滑者,小陷胸汤主之
宋	《幼幼新书》[2]	结胸脉浮者不可下,只可用小陷胸汤
明	《济阳纲目》	治结胸小腹满痛,手不可近
明	《济阳纲目》	小陷胸汤治湿痰发热极妙
明	《医学正传》	治胸中痰结
明	《医学正传》	热嗽胸满,小陷胸汤方见伤寒门
明	《医学正传》	治小结胸阳证,伤寒下之太早,变为结胸,胸中作痛,痞满
明	《古今医统大全》	治热痰,胸膈不利,痞满喘嗽
明	《丹台玉案》	胸膈迷闷,乃邪热结于上焦,而生痰也
清	《医方论》	小陷胸汤非但治小结胸,并可通治夹滞时邪,不重不轻,最为适用
清	《大方脉》	治伤寒误下,邪结心下,按之则痛,脉浮滑者,并治痰热塞胸
清	《医碥》	痰饮痛,轻者小陷胸汤
清	《医碥》	凡咳嗽面赤,胸腹肋常热,惟手足时凉,其脉洪者,热痰在膈上也,小陷胸汤治之
清	《大方脉》	胸有痰饮,发热作痛,轻者服小陷胸汤
清	《痘疹生民切要》[3]	或声哑发喘,宜小陷胸汤
清	《医学心悟》[4]	若不按不痛者,为小结胸,应服本方,然用药之道,宜先缓后急,有如探试之法
清	《泻疫新论》	治伤寒发渴而饮水太过,或结胸而发呕者

(五)药物剂量

《古代经典名方目录(第二批)》中的小陷胸汤药物剂量出自汉代张仲景的《伤寒论》,为"黄连一两,半夏半升,瓜蒌实大者一个"。查阅、整理现有的相关资料发现,有 30 条文献的用量记载与《伤寒论》中的用量完全相同,11 条完全不一致,且完全

[1]张仲景.伤寒论[M].文棣,校注.北京:中国书店,1993:52.

[2]刘昉.幼幼新书[M].北京:人民卫生出版社,1987:550.

[3]喻嘉言.喻嘉言医学全书[M].陈熠,主编.北京:中国中医药出版社,2015:481.

[4]程国彭.医学心悟[M].北京:中国中医药出版社,2019:110.

一致的条文记载从汉至清均有分布。小陷胸汤中药物在古籍中出现的用量及频次，见表 3-3。

表 3-3 小陷胸汤各味药物在古籍中出现的用量及频次

药物	用量	频次	药物	用量	频次
黄连	二钱	6	半夏	三钱	6
	一两	34		一钱五分	2
	三钱	9		二钱六分	1
	一分	1		五钱	3
	三分	1		二钱四分	2
	四分	2		四两	1
	一钱	3		六钱半	1
	一钱三分	1		二钱	9
	八分	1	瓜蒌	实大者一枚	49
	钱半	4		半两	1
	二钱半	1		四分之一个	3
	二两	2		半枚	1
	六钱	1		三钱	7
	一钱五分	5		二钱五分	1
半夏	半升	35		五钱	1
	一两半	1		两个	1
	八钱	1		二钱	5
	六钱	6		六钱	1
	三枚	1		一钱五分	1
	一钱二分	1		半个	1
	五分	1		八分	2

从表 3-3 可以直观地看出，出现剂量频次最多者为黄连一两，半夏半升，瓜蒌一枚，与东汉张仲景《伤寒论》中小陷胸汤药物用量所记载一致，进一步证实了历代医家主要以《伤寒论》的治法用量为主流。根据《中国科学技术史·度量衡卷》[1]及《古代经典名方目录（第二批）》，东汉时期的一两约等于今之 15g，故黄连用量约为 15g。东汉时期的一升为今之 200mL，故半夏半升以容量单位为基准换算，即约等

[1]丘光明,邱隆,杨平.中国科学技术史·度量衡卷[M].北京:科学出版社,2017:249.

于100mL。王晓玲等[1]、畅达等[2]分别测得半夏半升重量为50g、55.7g；韩美仙[3]、姬航宇[4]、郭明章[5]、刘敏等[6]、王庆国等[7]分别测得半夏半升的质量为64g、67g、61.285g、61.39g、61.285g。考虑到仲景原方中所用半夏为生半夏，查阅文献及换算后得到"半夏半升"的质量为61.99g。而瓜蒌使用频次最多者是"实大者一枚"，因"枚"为数量单位，个体差异对使用量的影响颇大，因此需要对瓜蒌的大小与之对应测量值进行分析。郭明章[8]对27枚瓜蒌的重量进行了频数分布统计，分为大（≥70g，共8枚，平均值85.187g）、中（40～70g，共14枚，平均值55.422g）、小（≤40g，共5枚，平均值29.620g）三种规格，计算得平均值85.187g作为"瓜蒌实大者一枚"的现代参考用量。

综上所述，仲景《伤寒论》小陷胸汤的药物剂量换算为当代度量衡，可定为黄连15g，半夏61.99g，瓜蒌85.187g。

（六）煎服法

《古代经典名方目录（第二批）》中小陷胸汤的煎服法为"以水六升，先煮瓜蒌，取三升，去滓，内诸药，煮取二升，去滓，分三服"，剂型为汤剂。在记载煎服法的32条有效文献中，与《古代经典名方目录（第二批）》中记载的煎服方法完全一致者有11条，其他记载各有不同。《伤寒直格》中用水单位为"盏"，具体记载为"以水三盏，煮瓜蒌取汁一盏半，内余药，煮至一盏，绞取汁，分两次温服"。《时方妙用》[9]中煎服方法为"水一杯半，先煮瓜蒌至一杯，入二味，再煎至七分服，微下黄涎"，用于小结胸的治疗。在煎服法中，加入姜片的古籍记载有5条，且加入姜片量的记载有所不同，《金匮要略》加入半片，而《明医指掌》《古今医鉴》中均加三片，《太平圣惠方》中记载为半分，《脉症治方》记载为五片。此外，《金匮玉函经》中使用特殊的煎法——"加酒同煎法"，用以助行药势，宣痹通阳。

基于以上分析，与《古代经典名方目录（第二批）》中来自《伤寒论》的煎服方法完全一致者仍占多数，建议遵循《伤寒论》原方中的煎服方法，即"以水六升，先

[1]王晓玲,唐勇,陈亮.汉代度量衡与经方剂量折算浅析[J].中国中医药现代远程教育,2011,9(1):81-82.

[2]畅达,郭广义.《伤寒论》药物中非衡器计量的初探[J].中成药研究,1985(8):44-45.

[3]韩美仙.基于药物重量实测的经方本原剂量研究[D].北京:北京中医药大学,2011:60.

[4]姬航宇.《伤寒论》本源药物剂量探索[D].北京:北京中医药大学,2009:72.

[5]郭明章.仲景方用药剂量古今折算及配伍比例的研究[D].北京:北京中医药大学,2009:96.

[6]刘敏,郭明章,李宇航,等.仲景方中半夏用药剂量及配伍比例研究[J].北京中医药大学学报,2010,33(6):365-368.

[7]王庆国,李宇航,刘敏,等.《伤寒论》方用药剂量古今折算及配伍比例的研究[C]//中华中医药学会仲景学说分会.仲景医学求真（续三）.北京中医药大学基础医学院,2009:7.

[8]郭明章.仲景方用药剂量古今折算及配伍比例的研究[D].北京:北京中医药大学,2009:96.

[9]陈修园.时方妙用[M].福州:福建科学技术出版社,2007:121.

煮瓜蒌，取三升，去滓，内诸药，煮取二升，去滓，分温三服"，郝万山经过对汉代的容量进行古今考证确定：汉代的一合等于 20mL，一升等于 200mL，一斗等于 2000mL。故折合现代容量单位（mL），具体煎服方法为加水量约 1200mL，先煮瓜蒌，煮至 600mL 时，去药渣并将其他药物煮至 400mL 即可，去除药渣后分 3 次服用。

（七）药物基原与炮制

根据《古代经典名方目录（第二批）》小陷胸汤的相关内容，结合 2020 年版《中华人民共和国药典》及现代学者对药物本草的考证，明确小陷胸汤中所用药味的药物基原，并通过对历代古籍中药物炮制方法进行总结归纳，明确小陷胸汤中药味的炮制规格。

1. 黄连

2020 年版《中华人民共和国药典》载本品为毛茛科植物黄连、三角叶黄连或云连的干燥根茎。黄连最早载于《神农本草经》，药性寒凉，味苦，以根茎入药，功效为清热泻火、燥湿解毒。《伤寒论》原方应用黄连并无记载其炮制方法。结合本方方义，建议本方以黄连生品入药。

2. 半夏

半夏应用历史悠久，2020 年版《中华人民共和国药典》所载为天南星科植物半夏的干燥块茎。生品具有一定的毒性，故在临床上不直接使用生品，而是经过炮制后使用，以降低毒性并提高疗效[1]。最常用的半夏炮制品为清半夏、姜半夏、法半夏。《医碥》中所载半夏为姜半夏，具有化痰止咳、降逆止呕之功效，且姜半夏毒性明显小于生品。然考证发现，95% 以上的记载半夏未经炮制，仍以《伤寒论》原方为标准。结合本方方义，建议本方以半夏生品入药，但需注意半夏的用量。

3. 瓜蒌

瓜蒌，源自葫芦科植物栝楼或双边栝楼的干燥成熟果实，自古以来便是中医药学中的瑰宝。其味甘、微苦，性寒，归肺、胃、大肠经，这一独特的药性决定了瓜蒌较多的药理作用与临床价值。在《伤寒论》《金匮要略》等中医经典著作中，瓜蒌（尤其是全瓜蒌）被广泛应用于各种方剂之中，以清热豁痰、宽中散结、开胸理气的功效著称。瓜蒌入肺经，清热化痰，能够有效清除肺热所致的痰浊，使呼吸道保持通畅；同时，它还能利气宽胸，缓解因痰热郁结而引起的胸闷、胸痛等症状，使气机得以顺畅运行。故结合《伤寒论》，建议本方瓜蒌捣碎即可。

（八）现代研究进展

在中国知网中，以"小陷胸汤"为主题词进行检索（截至 2024 年 1 月 20 日，排

---

[1] 贺斌.中药半夏炮制的历史沿革及现代药理研究[J].基层医学论坛，2014, 18(13):1629.

除综述、理论研究、动物实验、文本挖掘、兽医研究等类型文献），得到有效临床应用研究文献总计 204 篇，涉及循环系统、呼吸系统、内分泌系统和消化系统疾病。

由表 3-4 可知，小陷胸汤在现代临床最常应用于消化系统，以反流性食管炎、慢性胃炎为典型；次见于循环系统、内分泌系统，如心绞痛、糖尿病等；此外，还有亚急性甲状腺炎及房、室性早搏、急性食管炎、呕吐的个例报道。现代临床应用小陷胸汤，仍以治疗痰热互结小结胸为基础，偶有创新发展，如呼吸道疾病多与麻黄杏仁甘草石膏汤或三拗汤合用，冠心病、心绞痛时则多加瓜蒌、薤白、川芎。

表 3-4 小陷胸汤现代临床应用

系统名称	频数/次	病症（频数）
循环系统	51	心绞痛（28）、心律失常（1）、高血压（9）、动脉粥样硬化（3）、房性早搏（1）、心肌梗死（6）、心悸（2）、室性早搏（1）
呼吸系统	49	哮喘（7）、慢性阻塞性肺气肿（13）、肺炎（16）、肺癌（4）、慢性支气管炎（9）
内分泌系统	42	糖尿病（41）、亚急性甲状腺炎（1）
消化系统	62	反流性食管炎（26）、慢性胃炎（17）、胆囊炎（2）、胰腺癌（3）、消化不良（5）、胃溃疡（3）、胆道蛔虫症（2）、胰腺炎（2）、呕吐（1）、急性食管炎（1）

三、小结

本节通过检索并梳理东汉至民国时期的相关文献，对小陷胸汤这一经典名方的历史源流进行了系统的考证与研究，小陷胸汤的关键信息表，见表 3-5。

研究发现：①小陷胸汤作为张仲景《伤寒论》首创方剂，药物组成有黄连、半夏和瓜蒌。通过文献考证得知，历史上对于其药物组成、功能主治等记载基本一致，从《伤寒论》中单一的治疗小结胸证到后世医家发展到治疗心下痛、吐酸、流涎、胃痞、咳嗽、哮喘、心悸、痞满、胁痛、胸痹、腹痛等病症。②根据历代文献中对于小陷胸汤中药物剂量的记载与汉代剂量古今考证，原方中 3 味药物基原古今基本一致，建议药物组成与原方保持一致并遵循《伤寒论》小陷胸汤的药物剂量换算为现代剂量，建议用量为黄连15g，半夏61.99g，瓜蒌85.187g，煎至400mL，去除药渣后分三次服用。③小陷胸汤在现代临床于消化系统、循环系统、呼吸系统，甚至肿瘤方面疾病有较好疗效。现代药理学研究表明，该方具有解热、抑菌、抗炎、化痰、止咳、抗癌、增强免疫力、改善血液流变、保护血管内皮功能、调节血脂代谢等作用，充分体现出中药复方多功效、多靶点的特点。

表 3-5 小陷胸汤关键信息表

出处	处方、制法及用法	药物名称	基原及药用部位	折算剂量/g	用法用量	功能主治
《伤寒论》（汉代张仲景）	小结胸病，正在心下，按之则痛，脉浮滑者，小陷胸汤主之。黄连一两，半夏半升（洗），瓜蒌实大者一枚。上三味，以水六升，先煮瓜蒌，取三升，去滓，内诸药，煮取二升，去滓，分温三服	黄连	毛茛科植物黄连 *Coptis ch-inensis* Franch.、三角叶黄连 *Coptis deltoia lea* C.Y.Cheng et Hsiao 或云连 *Coptis teeta* Wall. 的干燥根茎	15	加水量约1200mL，先煮瓜蒌，煮至600mL时，去药渣并将里面所有药物煮至400mL即可，去除药渣后分三次服用	【功能】清热化痰、宽胸散结【主治】痰热互结之结胸证。症见胸脘痞闷，按之则痛，或心胸闷痛，或咳痰黄稠，舌红苔黄腻，脉滑数
		半夏	天南星科植物半夏 *Pinellia ternata* （Thunb.）Breit. 的干燥块茎	61.99		
		瓜蒌	葫芦科植物栝楼 *Trichosanthes kirilowii* Maxim. 或双边栝楼 *Trichosanthes rosthor-nii* Harms 的干燥成熟果实	85.187		
备注	1. 据原方煎煮法中"分温三服"，可知本方每日服量约为煎出总量的1/3。故本方的每服药量：黄连5g，半夏20.663g，瓜蒌28.396g。根据张仲景方剂服药法中"不必尽剂"、随证变化、灵活施用的特点，日服用次数可不必拘泥，具体可据临床实际因时因人因地变化剂量 2. 上述折算剂量系依汉代度量衡直接折算，若与当今主流用量不符，在固定原方比例和每服量的基础上，结合安全性评价结果及临床用药实际确定日服总量					

因此，应加强古今文献的收集，进一步分析小陷胸汤临床应用规律及治疗作用机制，为名方制剂的研究开发提供理论依据。

目前，本研究还存在一些不足。例如，数据获取尚不够完善，文献资料来源有限；检索方式单一，仅进行了方名检索；未对药物的道地产区等进行考证；对小陷胸汤的现代研究文献统计分析不足，相关病症未进行深入研究等。因此，在后续研究中，进一步考证药材道地产区、制法及服用量等内容，加强对小陷胸汤现代文献的统计与研究，了解小陷胸汤临床疗效与应用的进展，为经典名方小陷胸汤临床应用的研发提供理论依据。

第二节　基于CiteSpace的小陷胸汤研究热点及趋势分析

本节对小陷胸汤的相关研究进行可视化分析，计算机检索中国知网、万方、维普从1994年至2023年年底收录的有关小陷胸汤研究的相关文献。使用NoteExpress软件合并去重，并用CiteSpace 6.3.R1软件对年度发文量、作者、发文机构、关键词进行可视化分析，共纳入文献742篇。经CiteSpace软件的作者合作网络分析后，发现该领域研究人员及团队较分散，不同团队之间的合作强度偏弱。经机构合作网络分析，研究机构以湖北中医药大学、山东中医药大学、北京中医药大学等为主。关键词共现分析显示该领域当前热点关键词为经方、验案、名医经验、张仲景、冠心病、临床疗效、临床应用、小柴胡汤、辨证论治等。得出结论为小陷胸汤研究领域广泛，研究的广度及深度不断延伸，整体发展趋势良好，建议相关研究进一步加强机构之间的合作交流。

小陷胸汤为张仲景《伤寒论》[1]中的经典名方，具有清热化痰、宽胸散结之功，主治痰热互结之结胸证。此方由黄连、半夏、瓜蒌3味中药组成，黄连大苦大寒、清热泻火，为治湿热火毒之要药；半夏辛散温燥，善去脾胃痰湿，主治痰湿所致病证；瓜蒌性寒味甘，具有清热润肠、宽胸散结之效。全方药材配伍得当，既能涤胸膈痰热，又能开心中气结，堪称防治胸痹、心痛之佳方。小陷胸汤的相关文献逐渐增加，其应用范围已经包含内、外、妇科等疾病，但目前尚未见相关文献计量分析。引文信息可视化分析软件CiteSpace能够快速提取文献中的有效信息并以知识图谱的形式呈现，能够更客观、全面地分析该领域的学术知识基础、研究热点、未来趋势。因此，本节通过CiteSpace软件对小陷胸汤研究文献进行分析，为临床应用提供思路，以期为后续研究提供参考。

一、资料与方法

（一）文献检索

计算机检索中国知网、万方、维普等数据库。检索条件为"主题"，检索词为"小陷胸汤"，检索时间为1994年至2023年12月31日。

---

[1]张仲景.伤寒论[M].文棣,校注.北京:中国书店,1993:52.

（二）纳入与排除标准

1. 纳入标准

公开发表与小陷胸汤研究相关的期刊文献。

2. 排除标准

①重复发表的文献、已撤回的文献；②综述、系统评价类论文；③无作者、年份、关键词等信息的文献；④与本研究主题明显无关的论文。

（三）数据处理

将筛选后的文献题录以 Refworks 格式导出，运用 NoteExpress 软件筛选去除重复文献。去重后按时间排序，双人核查，并采用 CiteSpace 6.3.R1 可视化分析软件绘制图谱。设置时间跨度为 1994 年 1 月—2023 年 12 月，时间切片为 1 年，采用 Excel 2019 制作曲线图。节点类型（Node Types）为作者（Author）、机构（Institution）、关键词（Keyword），其余为软件默认设置。

1. 名词术语规范化处理

①关键词规范化处理：同义关键词合并，如"医案""验案"均合并为"验案"，"中医疗法""中医药疗法"均合并为"中医药疗法"；②机构名称规范化处理：同一医院的不同科室均统一为该医院名称，如"海南省海口市人民医院中医科"统一为"海南省海口市人民医院"。

2. 软件参数设置

设置软件中时间跨度为 1994—2023 年，时间切片为"1 年"。节点类型依次选择作者（Author）、机构（Institution）、关键词（Keywords）。剪切方式设置为寻径网络算法（Pathfinder）、修剪合并后的网络（Pruning sliced networks）、修剪切片网络（Pruning the merged network），其余均为默认。

二、结果与分析

（一）文献检索结果及发文量可视化分析

本研究共检索到文献中国知网 821 篇、万方 695 篇、维普 416 篇，共计 1932 篇，通过阅读题目、关键词和摘要，根据纳入与排除标准严格筛选文献得到 742 篇。（删除 1190 篇的理由如下：①重复论文 903 篇；②综述、系统评价类论文 27 篇；③无作者、年份、关键词等信息文献 192 篇；④与本研究主题明显无关的论文 68 篇，其中包括小陷胸汤的衍生经方，如柴胡陷胸汤、加味陷胸汤等）。

扫一扫，了解更多信息
（年度发文量分布）

1954—2020年小陷胸汤相关研究热度呈逐渐上升趋势，从2021年开始逐渐下降。关于小陷胸汤的文章首次发表为1954年，1987—1993年发文量相对较少，均小于10篇，2000年以后发文呈波动趋势，但整体发文量逐渐增加。2020年达到顶峰，最高发文量为51篇。

（二）作者合作网络分析

本研究用CiteSpace软件可视化分析文献的作者，作者合作网络共有233个节点，162条连接线。每一个圆点代表一位作者，圆点之间的连线则表示作者间的合作关系，姓名的大小表示相应作者文章数量多少。程锦国、陈志文、陈婕、叶人、刘刚等15人联系紧密，其他发文团队多为3至6人合作组或2人合作组，亦有独立完成其研究的作者。通过表3-6可知，发文量最多的是程锦国和刘玉洁（均为6篇），其次是全小林（5篇）。进一步分析可知，该领域目前仍未形成紧密的作者合作网络，团队数目较多。虽然团队内部间有一定联系，但总体结构松散，不同团队之间的合作强度偏弱。

扫一扫，了解更多信息
（作者合作网络）

表3-6　发文量 ≥ 4篇的作者

序号	作者	发文量/篇	起始时间/年
1	程锦国	6	2020
2	刘玉洁	6	2009
3	全小林	5	2002
4	孙勤国	5	2013
5	袁拯忠	5	2020
6	牟艳杰	4	2013
7	曾江琴	4	2013
8	刘松林	4	2006
9	丁晓明	4	2016

（三）机构合作网络分析

本研究纳入251所研究机构，得到21条连线，其网络密度为0.0007，各机构合作稀疏。发文量前三机构分别为湖北中医药大学（31篇）、山东中医药大学（15篇）、北京中医药大学（14篇）。从研究机构可视化分析得知，关于小陷胸汤的研究大多集中在中医药院校，但未见明显的机构间合作，且机构间的地域性极强，较少有跨地域合作的机构，其不利于小陷

扫一扫，了解更多信息
（机构合作网络）

胸汤的研究和发展（表3-7）。

表3-7 发文量≥5篇的机构

序号	机构名称	发文量/篇	起始时间/年
1	湖北中医药大学	31	2012
2	山东中医药大学	15	1998
3	北京中医药大学	14	2010
4	中国中医科学院广安门医院	13	2009
5	天津中医药大学	13	2006
6	湖南中医药大学	10	2014
7	南京中医药大学	9	1999
8	广州中医药大学	8	1993
9	安徽中医药大学	6	2021
10	黑龙江中医药大学	5	1998
11	天津中医药大学第一附属医院	5	2006
12	河北省唐山市中医医院	5	2009

（四）关键词分析

1. 关键词共现

关键词是对文章的高度总结与概括，具有快速导读、索引及突出重点的功能，频次的高低则代表本研究领域的热点。通过 CiteSpace 软件分析，共得到258个关键词，形成300条连线，说明小陷胸汤的关键词之间具有较强的联系。除了小陷胸汤这一关键词，出现频次最多的关键词有"经方""验案""名医经验""张仲景""冠心病""临床疗效"。关键词中心性可反映出关键词在该领域的重要程度。关键词中心性＞0.1，说明此关键词在该领域有一定的影响力。中心性较高的关键词是"冠心病""名医经验""验案""经方""张仲景"（表3-8）。

扫一扫，了解更多信息（关键词共现）

表3-8 频数前19的关键词

序号	关键词	频次	中心性
1	小陷胸汤	366	0.82
2	经方	50	0.24
3	验案	34	0.26

续表

序号	关键词	频次	中心性
4	名医经验	33	0.43
5	张仲景	24	0.21
6	冠心病	23	0.74
7	临床疗效	18	0.15
8	临床应用	16	0.06
9	小柴胡汤	11	0.1
10	辨证论治	10	0.04
11	临床研究	9	0.12
12	临床经验	9	0.04
13	临床观察	8	0.02
14	数据挖掘	8	0.04
15	四逆散	8	0.1
16	梅国强	7	0.07
17	心绞痛	7	0.05
18	丹参饮	7	0.05

2. 关键词聚类

本研究对小陷胸汤的关键词进行聚类分析，共得到 25 个聚类，模块性指数 Q 值为 0.7831（＞0.3），轮廓值 S 值为 0.8706（＞0.7），聚类好[1]，选择前 10 个进行分析。不同聚类板块相互重叠，表明其内在联系相对密切。#0 标签为主题词；#1、#2、#5、#6、#7 标签则是在临床工作中，医家通过辨证论治，应用小陷胸汤来治疗相关疾病；#3、#4 标签则是应用小陷胸汤加减进行临床疗效观察。

扫一扫，了解更多信息
（关键词聚类）

3. 关键词时间线

关键词时间线图谱可以反映该项研究随时间变化发展的研究内容，1994—2000 年围绕小陷胸汤的相关临床研究的聚类关键词最为密集，包括名医经验、冠心病、心绞痛、乙型肝炎、消化道出血、辨证论治等；2000—2010 年的聚类关键词较前明显减少，主要研究的是经方、张仲景等；2010—2015 年主要以临床研究为主，包括冠心病、不稳定型心绞痛、动脉硬化等；2015—2023 年，小陷胸汤的相关研究逐渐减少且比较分散，但研究更加细致深入，研究热点主要包括炎症因子、不良反应、一法多治、不寐、结胸证、消渴病等。

扫一扫，了解更多信息
（关键词时间线）

[1]李杰、陈超美.CiteSpace:科技文本挖掘及可视化[M].2版.北京:首都经济贸易大学出版社,2017:150-151.

4. 关键词突现

关键词突现是指某一关键词在某一段时间内出现频次最高，常用于发现该项研究领域的学术研究热点。红线代表关键词处于活跃期，关键词突现强度值最大为经方，其次为梅国强。选取前 12 个关键词，通过 CiteSpace 软件对小陷胸汤研究领域关键词突现分析，可知：1994—2003 年的研究重点为临床应用；2011—2021 年则主要研究了一些名医名家通过应用小陷胸汤加减治疗疾病的经验；2020—2023 年主要以国医大师梅国强教授应用该方治疗疾病为突破点进行研究。

扫一扫，了解更多信息
（关键词突现）

三、小结

本节通过使用 CiteSpace 软件，从年度发文量、作者、机构、关键词共现、关键词聚类、关键词突现、关键词时间线等方面分析，研究了近 30 年小陷胸汤领域的研究热点与发展趋势，得到以下结论。

小陷胸汤出自《伤寒论》，为医圣张仲景所创之方，由黄连、半夏、瓜蒌 3 味中药组成，具有清热化痰、宽胸散结的功效。该方以瓜蒌为君，黄连、半夏为臣，一苦一辛，以辛开苦降为法，共奏清热化痰、宽胸散结之功，主治痰热互结之结胸证。原文载"小结胸病，正在心下，按之则痛，脉浮滑者，小陷胸汤主之"，这表明小陷胸汤为治"小结胸病"之主方。结合现代医学，陷胸病是一种常见的胸部疾病，患者通常会出现胸闷、呼吸困难、胸痛等症状[1]。在临床上，陷胸症状的轻重程度会受到多种因素的影响，如病程、病因、患者年龄、体质等。陷胸病患者常常会感到呼吸困难，这是由于膈肌受到挤压，影响了呼吸运动。严重的陷胸患者可能出现呼吸不畅、气短、胸闷等症状，甚至可能危及生命。此外，陷胸还会影响患者的心脏功能，导致心悸、心慌等症状，甚至可能引发心肌梗死等严重后果。除了生理症状，陷胸病还会对患者的心理健康产生影响。因疼痛、呼吸困难等症状，患者会产生焦虑、抑郁等情绪问题，严重影响其生活质量。在日常生活中，陷胸病还会限制患者的活动能力，导致其无法进行正常的工作、运动等活动，严重影响了其生活质量和社会功能。药理研究显示[2]，小陷胸汤充分体现复方多效、多靶点的特点，具有改善血液流变学、抗炎、抗氧化、抑制细胞凋亡、保护血管内皮功能、调节代谢等作用。

[1] 朱翠玲, 闫海峰, 孔维远. 基于小陷胸汤在心血管疾病中的相关研究特点论精简经典名方研究现状[J]. 上海中医药杂志. 2023(12):27–31.
[2] 申茹, 徐英辉, 侯秋苑, 等. 小陷胸汤治疗心血管疾病的药理机制研究进展[J]. 今日药学, 2022, 32(4):253–256.

（一）研究现状

近 10 年，小陷胸汤研究领域发文量总体呈上升趋势。发文量最多的机构有湖北中医药大学等。作者发文量较为分散，但未在数量上形成明显优势，发文量最多者仅为 6 篇。机构间合作地域性较明显，缺乏全国性的广泛交流合作，区域间长期合作交流不活跃。小陷胸汤作为经典名方之一，文献类型主要分布在临床应用，基础研究比例小。文献质量受临床规范用药、纳入与排除标准、随机对照原则、优化评价指标等方面影响，缺乏循证医学可信的证据，故影响国际关注度。小陷胸汤与方剂组方复杂，作用靶点不明确，难以提高国际发表信服度[1]。

在作者合作方面，仅形成以程锦国、陈志文、陈婕、叶人、刘刚等 15 人为主的合作团队，初步形成核心作者群，且有一定的合作关系。但难以形成多中心、较持续的合作体系，这是阻碍该领域持续发展的原因之一。在机构合作方面，尚未打破地域限制，影响研究成果的实施与推广，不利于发挥良好的社会效益与经济效益[2]。多学科之间需要交叉与融合才能够解决因缺乏合作而导致的研究内容单一问题。各团队与多学科机构需要加强合作，共同推动科研进步，进行研究思路与成果的共享，加速形成大规模的核心团体，集中攻坚该领域的难题，突破发展瓶颈。医疗技术的不断更新为小陷胸汤临床应用可视化分析研究提供了更广阔的发展空间和更多的机遇。随着医疗技术的不断进步，小陷胸汤在临床应用中的效果将会得到更好地验证和展现，为患者的健康带来更多的帮助。当前，随着医疗信息技术的发展和普及，医疗数据的采集和存储已经得到了极大改善，然而在数据分析方面仍存在一些不足之处。目前在小陷胸汤临床应用的数据分析中，存在着方法不够完善的问题。常用的数据分析方法主要包括统计分析、模式识别、机器学习等，但这些方法在小陷胸汤的临床应用中并不能完全覆盖所有的情况，导致分析结果的准确性和可靠性有所欠缺。因此，急需对小陷胸汤临床应用的数据分析方法进行深入研究和改进，以提高分析结果的准确性和可靠性，为临床医生提供更加科学和有效的诊疗建议[3]。

（二）研究热点

小陷胸汤的研究热点主要集中在临床应用，如治疗疾病的主要证型（心脾两虚、气血不足）、临床应用的拓展（中药合方、中医特色疗法、中西医结合）、医案（名

[1]岳宝森，张维英.我国中药临床药学研究文献的数据可视化分析[J].中国医药导刊，2023(5):495–500.

[2]贺婷，梁翠云.基于大数据的医学协作平台实践与应用[J].中国信息化，2023(12):50–51.

[3]张艺尹，许家昕，谢洋.中医药疗效评价指标体系构建方法中存在的问题及思考[J].中医杂志，2024(18):1878–1879.

家用药规律、经验总结）及作用机制等方面。随着研究的深入，小陷胸汤在更多领域的应用和疗效将得到进一步验证[1]，主要有以下几个阶段：① 1994—2003 年的研究重点为临床应用，包括中西医结合、中医药疗法、临床观察、中药外敷、中药灌肠等方面。② 2011—2021 年则主要研究的是一些名医名家应用小陷胸汤加减治疗疾病的经验。名医名家通过深入研究和实践，总结出小陷胸汤加减治疗疾病的独特经验和见解，根据患者的具体病情和体质差异，调整方剂中的药物组成和剂量，以达到最佳的治疗效果。这些经验和见解不仅丰富了中医的理论体系，也为临床实践提供了宝贵的参考。例如，在治疗心血管疾病方面，小陷胸汤加减可以用于治疗冠心病、心绞痛、心律失常等疾病，通过清热化痰、宽胸散结的作用，可以有效缓解患者的胸闷、胸痛等症状，改善心脏功能。在治疗呼吸系统疾病方面，小陷胸汤加减可以用于治疗急性和慢性支气管炎、哮喘等疾病，通过清热化痰的作用，可以减轻患者的咳嗽、咳痰等症状，改善呼吸功能。此外，小陷胸汤加减还可以用于治疗消化系统、神经系统等多种疾病。这些研究成果不仅提高了中医的诊疗水平，也为患者提供了更多的治疗选择。③ 2020—2023 年主要以国医大师梅国强教授应用该方治疗疾病为重点进行研究。梅国强教授拓展了小陷胸汤的应用范围，不仅用于治疗痰热内结、中上二焦的疾病，还成功应用于治疗食管炎、胃脘痛、肺系疾病、冠心病等多种病症。2020 年，在新冠疫情之时，梅国强教授心系疫情，将小陷胸汤应用到新型冠状病毒感染的治疗中，取得了良好的临床效果，以清热化痰、宽胸散结为主要治疗原则，通过辛开苦降、理气止痛等方法，有效缓解了患者的症状，提高了治疗效果[2]。

（三）研究趋势

近年来，随着小陷胸汤在临床应用中不断实践和探索，其研究趋势也呈现出一些明显的特点。基于当前的研究现状和发展特点，可以推测以下研究趋势：随着小陷胸汤在消化系统、呼吸系统、心血管系统等多个领域的成功应用，未来的研究将更加深入地探索其在各类疾病中的疗效和机制。特别是在一些复杂性疾病和慢性疾病的治疗中，小陷胸汤的综合调理作用将受到更多关注[3]。在个体化治疗研究方面，随着精准医疗理念的普及，未来的研究将更加注重小陷胸汤的个体化治疗。通过对患者体质、病情、证候等方面的全面评估，制订更加精准的用药方案，提高治疗效果和患者满意度。在作用机制方面，小陷胸汤机制研究将进一步深化。通过分子生物学、细胞生物学等手段，揭示其清热化痰、宽胸散结等作用的具体机制，探索小陷胸汤的药物作用

[1]徐英辉，侯秋苑，苏莹莹.小陷胸汤治疗心血管疾病的药理机制研究进展[J].今日药学，2022(4):254-255.

[2]王林群，胡刚明，巴元明，等.国医大师梅国强教授辨治新型冠状病毒肺炎验案浅析[J].时珍国医国药，2020, 31 (4):948-951.

[3]马星雨，谢雪姣.小陷胸汤临床应用研究近况[J].湖南中医杂志[J], 2020(6):169-171.

机制，为临床应用提供更加科学的依据[1]。

本节通过整理近 30 年中国知网收录的小陷胸汤相关文献，使用 CiteSpace 软件对其进行发文量、作者、机构、关键词、时间线等方面分析，准确展现关键热点词汇，分析与总结研究热点与发展趋势。特别是近 10 年，我国学者在小陷胸汤在心血管和呼吸系统领域开展了多方面的探索与研究，整体发展态势良好，研究广度和深度不断延伸。通过 CiteSpace 软件分析，提示小陷胸汤有改善血液流变学、抗炎、抗氧化、抑制细胞凋亡、保护血管内皮功能、调节代谢等作用。结果可为开展中西医结合治疗基础和临床研究提供科学依据和参考，为该领域学者提供参考资料。

综上所述，建立小陷胸汤临床应用效果评价体系是为了客观评价小陷胸汤在临床中的疗效，确保其安全性和有效性。评价体系应该包括多个方面，如药物成分分析、药物作用机制、临床疗效评价、不良反应监测等。通过建立科学的评价体系，可以更好地指导临床医生在使用小陷胸汤时的决策，提高治疗效果，减少不良反应的发生。同时，评价体系的建立也有助于促进小陷胸汤在临床上的规范应用，推动其发展和推广。

---

[1]申茹,徐英辉,侯秋苑,等.小陷胸汤治疗心血管疾病的药理机制研究进展[J].今日药学,2022,32(4):253-256.

第四章 葛根黄芩黄连汤

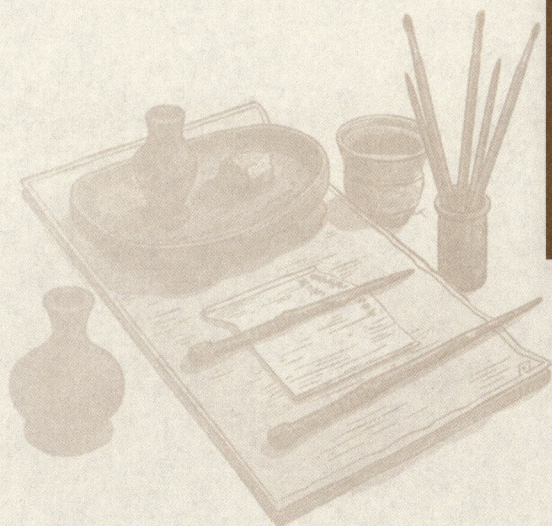

葛根黄芩黄连汤首见于东汉张仲景的《伤寒论》，"太阳病，桂枝证，医反下之，利遂不止，脉促者，表未解也，喘而汗出者，葛根黄芩黄连汤主之"。其方药由葛根、黄芩、黄连、甘草4味药物组成。该方具有表里双解、清热止利之功，为临床治疗热陷阳明、协热下利常用方。

本章采用文献学、文献计量学等方法，对葛根黄芩黄连汤的历史沿革及关键信息进行考证，捋清葛根黄芩黄连汤历史发展脉络，同时基于CiteSpace 6.3 R1软件分析经典名方葛根黄芩黄连汤的研究现状、热点及发展趋势，为经典名方的开发和研究提供参考与借鉴。

第一节　葛根黄芩黄连汤的历史沿革与关键信息考证

葛根黄芩黄连汤首见于东汉张仲景的《伤寒论》辨太阳病脉证并治篇，其方药由葛根、黄芩、黄连、甘草4味药物组成。不同朝代的文献记载有不同名称，其主要有葛根汤、葛根黄连汤、黄连葛根汤、葛根黄芩汤、葛根黄连黄芩汤、干葛黄芩黄连汤等异名，后世多简称为葛根芩连汤。现代研究主要集中在药物成分、作用机制和临床应用等方面，阐明其具有降糖、抗菌、抗氧化、抗炎、止泻、抗肿瘤、调节血脂、改善局部微循环、抑制血小板聚集等作用。而从文献方面对其进行研究考证的文献较少，因此采用文献学等方法，对葛根黄芩黄连汤的历史沿革及关键信息进行考证，捋清葛根黄芩黄连汤历史发展脉络，对其方名、主治病症、药物组成及方义、药物剂量及炮制、煎服方法进行梳理及总结，为经典名方的开发和研究提供参考与借鉴。

一、资料与方法

（一）文献来源

从数据库及知识库等进行检索，如《中华医典》、读秀学术搜索、书同文·中医中药古籍大系、中国知网、万方等相关数据库及知识库，以"葛根芩连汤""葛根黄芩黄连汤"为关键词进行检索，同时检索其异名，如"葛根黄连汤""葛根黄连黄芩汤""干葛黄芩黄连汤""葛根黄芩汤"等，并查阅图书进行对比、统计及归纳总结。

（二）纳入与排除标准

1. 纳入标准

①东汉至民国时期的中医药文献；②明确记载葛根黄芩黄连汤的药物组成、主治及剂量等相关内容；③药物组成与葛根黄芩黄连汤中葛根、黄芩、黄连、甘草4味药相同者；④在仲景葛根黄芩黄连汤基础上加减2味药之内，但功效相同者。

2. 排除标准

①古籍中仅存方名，无药物组成、主治功效及剂量信息者；②与葛根芩连汤、葛根黄连黄芩汤、干葛黄芩黄连汤等方名一致，但功效及组成等信息完全不同者；③在仲景葛根黄芩黄连汤基础上加减超过2味药，或主治功效不同者。

（三）数据规范

①以原书内容为主，原则上不做修改，可适当归纳提取其中关键词，但保证其原意不变；②为保证古籍文献的连贯性与完整性，以完整的论述为依据分析条文；③检索到的葛根黄芩黄连汤主要有方名、出处、朝代、功能主治、药物组成、药物剂量及煎服方法等，按照统一规范的格式，录入符合纳入标准的古代文献。

二、结果与分析

（一）入选文献

通过查阅《中华医典》、读秀及书同文·中医中药古籍大系等相关数据库，检索葛根黄芩黄连汤，通过纳入及排除标准，对数据进行筛选及归纳，共得到有效数据359条，散见于146部各类中医古籍中，其中仅存方名的有5部文献，根据排除标准予以排除；同时记载其主治、方药组成及煎服方法的古籍有53部，其中东汉1部，唐代3部，宋元时期3部，明代7部，清代30部，民国时期3部，日本5部，朝鲜1部，主要分布在明清时期。

（二）处方源流

葛根黄芩黄连汤方首见于《伤寒论》，出自《伤寒论·辨太阳病脉证并治中》[1]。原文载"太阳病，桂枝证，医反下之，利遂不止，脉促者，表未解也，喘而汗出者，葛

---

[1]张仲景.伤寒论[M].文梿，校注.北京:中国书店,1993:21.

根黄芩黄连汤主之"。其记载葛根黄芩黄连汤的方药组成为葛根半斤，炙甘草二两，黄芩、黄连各三两。煎服方法为以水八升，先煮葛根，后内诸药，去滓，分温再服。后世医家也多沿用仲景的治法、用药及煎服方法。

（三）异名统计

葛根黄芩黄连汤有葛根汤、葛根黄连汤、黄连葛根汤、葛根黄芩汤、葛根黄芩黄连汤、干葛黄芩黄连汤等异名，与原方比较，这些异名方的主治病症、药物组成、煎服方法及剂型基本遵循仲景原文，其主要不同点在于药物剂量的不同及对主治的细化。

《伤寒全生集·辨伤寒自利例》中记载方名为葛根黄芩黄连汤，《伤寒全生集·辨伤寒喘例》记载方名为葛根黄芩汤，方名虽有差异，但其主治均为"太阳病误下，利遂不止，喘而汗出"，只记载了药物组成和煎服方法，未详细记载具体药物剂量。

葛根汤出自《医方类聚》卷五十三，引自《神巧万全方》，所载主治及药物组成基本与《伤寒论》一致，不同点在于药物剂量的差异。

《伤寒大白》对干葛黄芩黄连汤的病位病机进行了详细论述，将其病位定于阳明下焦，"以其病在阳明下焦，协热下利"，记载了药物组成，未详细记载具体剂量及煎服方法。其余书籍主治及药物组成均遵循仲景原文，只是历代使用的度量衡不同，故药物剂量存在一定的差别，见表4-1。

表4-1　葛根黄芩黄连汤与其异名方的对比

方名	出处	朝代/国家	主治	药物组成
葛根黄芩黄连汤	《伤寒论》	汉	太阳病，桂枝证，医反下之，利遂不止，脉促，表未解；喘而汗出者，葛根黄芩黄连汤主之	葛根半斤，炙甘草二两，黄芩三两，黄连三两
葛根黄连汤	《外台秘要》[1]	唐	又太阳病桂枝证，医反下之，利遂不止，脉促者，表未解也，喘而汗出者，属葛根黄连汤方	葛根八两，黄连（金色者）三两，黄芩（切）三两，甘草二两
黄连葛根汤	《普济方》[2]	明	治太阳病，桂枝证，反下之，利遂不止，脉促，表未解，喘而汗出者	葛根半斤，黄连三两，甘草（炙）二两，黄芩二两

[1]王焘.外台秘要[M].北京：人民卫生出版社，1955:94.

[2]朱橚.普济方 第九册[M].北京：人民卫生出版社，1982:334.

续表

方名	出处	朝代/国家	主治	药物组成
葛根黄连黄芩汤	《金镜内台方议》[1]	明	治太阳病桂枝症,医反下之,利遂不止,脉促者,表未解也,喘而汗出者,此方主之	葛根四两,黄连二两,黄芩二两,甘草一两
葛根黄芩汤		明	凡太阳病误下之,利不止,脉促者,表未解也,喘而汗出者,葛根黄芩黄连汤主之	葛根上、黄芩中、黄连中加甘草
葛根黄芩黄连汤	《伤寒全生集》[2]	明	太阳与阳明合病,必自下利,葛根汤。其脉浮而长,太阳证误下早,利遂不止,脉促者,表未解也,喘而汗出,葛根黄芩黄连汤	干葛、黄芩中、黄连上、甘草下
葛根汤	《医方类聚》[3]	朝鲜	太阳病,桂枝证,反下之,利遂不止,脉促者,表未解,喘而汗出,葛根汤主之	葛根一两,黄芩一两,黄连一两,甘草一两
干葛黄芩黄连汤	《伤寒大白》[4]	清	桂枝汤证,反用承气误下,遂利不止,脉促,表未解,喘而汗出,则用葛根、芩、连主治……以其病在阳明下焦,协热下利,故用干葛芩连汤	干葛、黄芩、黄连

注:剂型均为汤剂。

(四)病因、病机及病位分析

张仲景于《伤寒论》[5]中描述了葛根黄芩黄连汤的病因及病机,后世医家遵仲景之意,并对其病因、病机、病位进行了具体阐述及扩展。

1.病因病机分析

《伤寒论》记载葛根黄芩黄连汤的病因明确,为桂枝证(太阳病)误下所致。历代医家对葛根黄芩黄连汤的病因认识基本一致,但对于病机论述略有差别。

张仲景《伤寒论》认为葛根黄芩黄连汤的病机为太阳表证,本应桂枝汤证解表,而误用下法,致表邪内陷于里,邪热下迫大肠出现下利不止之证。此外,他也用葛根黄芩黄连汤治疗太阳病喘而汗出。

[1]许宏.金镜内台方议[M].北京:人民卫生出版社,1986:55.

[2]陶华.伤寒全生集[M].北京:中国中医药出版社,2015:108—110.

[3]浙江省中医研究院,湖州中医院.医方类聚 校点本(第六分册)[M].人民卫生出版社,1981:218.

[4]秦之桢.伤寒大白[M].北京:中国中医药出版社,2012:99.

[5]张仲景.伤寒论[M].文棣,校注.北京:中国书店,1993:21.

黄元御《伤寒悬解》[1]也认为脉促为表未解，而医反下之，损伤中气，出现利遂不止，当用温里之法。黄元御认为此病在太阳经络，不解表而攻里，表阳乘虚内陷，表里束迫，故见脉促，而喘而汗出者，为胃气上逆，肺气郁阻而为喘，肺郁生热，气蒸而为汗。

成无己《注解伤寒论》[2]载：太阳病，邪在表，为桂枝证者，而反下之，误下肠胃虚弱，热乘肠胃，而遂利下不止，喘而汗出者，为邪气外甚自汗出而喘。

汪琥《伤寒论辨证广注》[3]谓："胃有邪热，下通于肠而作泄也。脉促者……为阳独盛之脉。"又谓："此方亦能治阳明大热下利者，又能治嗜酒之人热喘者。"又借《内台方议》对葛根黄芩黄连汤方的方义见解，总结为"总而论之，此方亦能治阳明大热下利者，又能治嗜酒之人热喘者，取用无穷也"。

吕震名《伤寒寻源》[4]曰："夫误下致利，亦有阳盛阳虚之别。但下利脉不应促而反促者，此属表未解之诊也。邪束于表，阳扰于内，喘而汗出，乃表里俱热之象，则治表不宜用桂枝，而当改葛根以解表。治里不宜用理中，而反取芩连以清里矣。"

陈修园《伤寒论浅注》[5]按：太阳病，桂枝证，反下之，则邪内陷于中土，利下不止……而内陷之邪，不能外出肌腠，涌于脉道，故见脉促，涌于华盖，肺失宣降，故见喘而汗出。

2. 病位分析

葛根黄芩黄连汤的病因病机为桂枝证误下所致的表证未解，邪热内陷阳明所致的邪热下利或喘而汗出。历代医家对此并无太大争议，但对于原文中"表未解"却存在一定争议。

历代医家如柯琴、汪昂、黄元御、喻昌、吴谦等认为葛根黄芩黄连汤为太阳与阳明并病，表为太阳表证[6]，合并阳明经或阳明腑证。喻昌[7]谓太阳表证，当用桂枝解表。若反下之，则热邪在太阳表证，后又直接传入阳明之腑，则利遂不止，故喻昌舍桂枝而用葛根，专主阳明之表，此又太阳阳明两解表里之变法也。吴谦[8]曰："表虽未解，而不恶寒，是热已陷阳明，即有桂枝之表，亦当从葛根黄芩黄连汤主治也。"《皇汉医学》[9]汤本求真按："此用于表证半解后，非谓全解后用之也。"

[1]蔡永敏,徐江雁.中医古籍珍本集成 伤寒金匮卷 伤寒悬解[M].长沙:湖南科学技术出版社,2013:206–208.

[2]成元己.注解伤寒论[M].2版.北京:人民卫生出版社,1963:63–64.

[3]汪琥.伤寒论辨证广注[M].王振亮,王晓艳,李亚红,等校注.北京:中国中医药出版社,2016:76–77.

[4]吕震名.伤寒寻源[M].北京:中国中医药出版社,2015:106.

[5]陈修园.伤寒论浅注[M].北京:中国中医出版社,2016:21.

[6]刘莲萱.《伤寒论》葛根芩连汤方证研究[D].沈阳:辽宁中医药大学,2022:9–15.

[7]喻嘉言.尚论篇[M].北京:学苑出版社,2009:55.

[8]吴谦.御纂医宗金鉴[M].太原:山西科学技术出版社,2011:13–14.

[9]汤本求真.皇汉医学[M].北京:中国医药科技出版社,2019:182–183.

汪讱庵、许宏、汪琥、周扬俊、樊天徒、程郊倩、章虚谷等医家认为葛根黄芩黄连汤证的病位在阳明[1]，表指阳明表证，如汪琥《伤寒论辨证广注》[2]谓："乃治阳明病内外挟热，表里均解之剂……今阳明病，肠胃协热而利，大肠为手阳明，胃为足阳明，阳明本燥化，燥金之性，喜寒恶热，故汤中用芩连，不过顺其性以救肠胃之热。"秦之桢《伤寒大白》[3]称："以其病在阳明下焦，协热下利，故用干葛芩连汤。"江涵暾《奉时旨要》[4]也记载"得阳明脉可用葛根，仲景葛根芩连汤之意也"。张锡纯《医学衷中参西录》[5]载"病原属太阳，误治之后，而又纯属阳明"。

由上可知，后世医家多认为葛根黄芩黄连汤证为桂枝证误下、邪陷阳明所致，其病位多在阳明经，当解阳明表邪，清阳明胃腑里热，而喘而汗出者，多为胃腑里热气逆所致，而非太阳表证，宜清里热，降逆气而治喘。但葛根入肺经，可解表邪，治疗项背强痛，因此对于太阳表证未解，邪热入里之症仍可用之。

（五）药物组成及方义

经统计，在查阅的 146 部文献中，其中有明确记载葛根黄芩黄连汤药物组成的有 78 部，且多沿用了《伤寒论》的记载，药物包括葛根、黄连、黄芩、炙甘草 4 味药，方中葛根为君药，用量最大，其性轻清升发，能升清降浊，生津止利，又能透邪外出，表解则里和；黄芩、黄连性味苦寒，能燥湿清热，厚肠止利，清阳明胃肠之热，坚阴、止利、厚肠胃，除胃肠湿热，则下利自止。其相互配伍具有解表清里之功，清热坚阴止利，兼以解表。

《神农本草经》[6]记载黄芩治疗"肠澼泄痢"，黄连治疗"肠澼，腹痛，下利，妇人阴中肿痛"，《名医别录》谓黄芩"治痰热，胃中热"，黄连"调胃厚肠，益胆"，可见黄芩、黄连对治疗胃肠热利有特效；炙甘草甘缓和中，缓急止痛，调和诸药。四药合用，解表清里，则汗出，下利自愈[7]。

对于药物组成，在收集整理的数据中，其中 4 部古籍记载加入了姜、枣。也有在葛根黄芩黄连汤方药组成基础上加减运用，如《赤水玄珠》[8]葛根黄芩汤组成为干葛、黄芩各二钱，五味子十一粒，黄连、石膏、芍药各一钱，甘草五分，水煎服，主治喘

[1]滕健樣.葛根芩连汤方证研究[D].北京:北京中医药大学,2012:27.

[2]汪琥.伤寒论辨证广注[M].王振亮,王晓艳,李亚红,等校注.北京:中国中医药出版社,2016:76–77.

[3]秦之桢.伤寒大白[M].北京:中国中医药出版社,2012:115,119.

[4]江涵暾.奉时旨要[M].北京:中国中医药出版社,2007:27.

[5]张锡纯.医学衷中参西录[M].李点,张宇清,魏一苇,等整理.北京:化学工业出版社,2018:575.

[6]黄奭.神农本草经[M].北京:中医古籍出版社,1982:182–183.

[7]马春雷,李方玲.葛根芩连汤方证要义与合方应用[J].吉林中医药,2018,38(5):576–580.

[8]孙一奎.赤水玄珠全集[M].凌天翼,点校.北京:人民卫生出版社,1986:1069–1070.

而有汗，发热咳嗽。曹颖甫《经方实验录》[1]载药物组成："粉葛根四钱，淡黄芩钱半，小川连六分，生甘草三钱，灯芯三扎，活芦根一尺。"唐容川《痢症三字诀》[2]载："如有宿食者可加枳壳（一钱）、厚朴（二钱）。"故在临床应用中可根据情况适当进行加减。《伤寒论》中未分析葛根黄芩黄连汤的药物组成及其方义，后世医家根据其记载对其进行了详细分析，主要集中在明清时期，见表4-2。

表4-2　葛根黄芩黄连汤药物分析

朝代	出处	药物分析
明	《金镜内台方议》[3]	用葛根为君，以通阳明之津而散表邪；以黄连为臣，黄芩为佐，以通里气之热，降火清金而下逆气；甘草为使，以缓其中而和调诸药者也。且此方亦能治阳明大热下利者，又能治嗜酒之人热喘者
	《普济方》[4]	内经曰，辛甘发散为阳，表未解者，散以葛根之辛、甘草之甘，以缓里气，黄连、黄芩之苦以清里热，以坚里气
清	《伤寒附翼》[5]	君气轻质重之葛根，以解肌而止利；佐苦寒清肃之芩、连，以止汗而除喘；用甘草以和中
	《医方集解》[6]	此足太阳阳明药也。表证尚在，医反误下，邪入阳明之腑，其汗外越，气上奔则喘，下陷则利，故舍桂枝而用葛根，专治阳明之表，加芩、连以清里热，甘草以调胃气，不治利而利自止，不治喘而喘自止矣
	《绛雪园古方选注》[7]	是方即泻心汤之变，治表寒里热。其义重在芩、连肃清里热；虽以葛根为君，再为先煎，无非取其通阳明之津；佐以甘草缓阳明之气，使之鼓舞胃气而为承宣苦寒之使。清上则喘定，清下则利止，里热解而邪亦不能留恋于表矣
	《长沙方歌括》[8]	方主葛根，从里以达于表，从下以腾于上。辅以芩、连之苦，苦以坚之，坚毛窍而止汗，坚肠胃以止泻。又辅以甘草之甘，妙得苦甘相合，与人参同味而同功，所以辅中土而调脉道
	《伤寒恒论》[9]	本方以葛根为主药，轻扬升发，芩、连苦寒清里，甘草甘缓和中，善能清热止利
	《伤寒贯珠集》[10]	葛根解肌于表，芩、连清热于里，甘草则合表里而并和之耳……故治表者，必以葛根之辛凉，治里者，必以芩、连之苦寒也

[1]曹颖甫.经方实验录[M].上海:上海科学技术出版社,1979:29-32.

[2]唐容川.唐容川医学全书[M].太原:山西科学技术出版社,2016:637.

[3]许宏.金镜内台方议[M].北京:人民卫生出版社,1986:55.

[4]朱橚.普济方 第三册[M].北京:人民卫生出版社,1982:939.

[5]柯琴.中国医学大成 伤寒附翼[M].上海:上海科学技术出版社,1990:30.

[6]汪讱庵.医方集解[M].叶显纯,点校.上海:上海科学技术出版社,1991:69.

[7]王子接.绛雪园古方选注[M].赵小青,点校.北京:中国中医药出版社,1993:31.

[8]陈修园.长沙方歌括[M].福州:福建科学技术出版社,2007:32-33.

[9]郑钦安.伤寒恒论[M].周鸿飞,点校.北京:学苑出版社,2009:5,26.

[10]尤在泾.伤寒贯珠集[M].太原:山西科学技术出版社,2006:51-52.

朝代	出处	药物分析
清	《伤寒悬解》[1]	葛根达阳明之郁，芩、连清君相之火，胸膈肃清，然后中下之寒，徐可议温也
	《伤寒论辨证广注》[2]	用葛根为君，以通阳明之津而散表邪，黄连为臣，黄芩为佐，以通里气之热，降火清金而下逆气，此即解成注云"喘而汗出者，乃因喘而汗出，即里热气逆所致故也"。又云，甘草为使，以缓其中而调和诸药，总而论之，此方亦能治阳明大热下利者，又能治嗜酒之人热喘者

（六）主治病症

在收集整理的文献中，记载葛根黄芩黄连汤主治的有 136 本医籍文献，包括喘而汗出、邪热下利、嗜酒之热喘、痢疾、口疮、环唇纹裂、身热、溲少、烦躁不安、口渴、急惊风、便泄、恶心、疹后身热不除等多种病症，见表 4-3。

历代医家多遵循《伤寒论》之记载，治疗太阳病误下出现的身热下利、胸脘烦热、口中作渴、喘而汗出、舌红苔黄、脉数，并对其进行了延伸扩展，如《皇汉医学》[3]载"因而可知酒客病、火证、热疮、汤火伤、小儿丹毒等，俱可以此方活用也"。《金镜内台方议》记载葛根黄芩黄连汤能治嗜酒之热喘者。因此，对于热证、嗜酒、热喘等，均可用葛根芩连汤加减。此外，依据经络循行理论，手太阴肺经"起于中焦，下络大肠……直属于肺"，手阳明大肠经"入胸腔络肺，向下通过膈肌下行属大肠"，肺与大肠相表里，因此，对于"肺肠同病"属湿热下利者，可用葛根黄芩黄连汤治疗[4]。

现代医家也常用葛根黄芩黄连汤治疗内科、外科、皮肤科、五官科、妇科、儿科等多种疾病。如邪热侵犯胃肠引起的细菌性痢疾、病毒性肠炎、肠易激综合征、溃疡性结肠炎等胃肠疾病；邪热上犯心肺引起的病毒性心肌炎、胸中烦悸、喘而汗出、酒客热喘等心肺系疾病；邪热上犯头面引起的口腔溃疡、牙周炎、痤疮、眼目牙齿疼痛，或口舌肿痛溃烂、头痛等疾病。

[1]蔡永敏,徐江雁.中医古籍珍本集成 伤寒金匮卷 伤寒悬解[M].长沙:湖南科学技术出版社,2013:206-208.

[2]汪琥.伤寒论辨证广注[M].王振亮,王晓艳,李亚红,等校注.北京:中国中医药出版社,2016:76-77.

[3]汤本求真.皇汉医学[M].北京:中国医药科技出版社,2019:183.

[4]曾瀚仪.基于数据挖掘的葛根芩连汤方证研究[D].北京:北京中医药大学,2017:8-9.

表 4-3 葛根黄芩黄连汤药物主治病症

朝代/国家	出处	主治
汉	《伤寒论》	太阳病，桂枝证，医反下之，利遂不止，脉促者，表未解也，喘而汗出者
唐	《千金翼方》[1]	太阳病，桂枝证，医反下之，遂利不止。其脉促，表未解；喘而汗出
宋	《太平圣惠方》[2]	太阳病反下之，遂利不止，汗出者
	《类证活人书》[3]	太阳病桂枝证，医反下之，利遂不止，脉促者，表未解也，喘而汗出者
元	《医垒元戎》[4]	太阳桂枝证，医反下之，痢不止，脉促者，表未解，喘而出汗者；若下之必烦利不止
明	《普济方》[5]	治太阳病，桂枝证，反下之，利遂不止，脉促，表未解；喘而汗出者
	《金镜内台方议》[6]	治太阳病，桂枝症，医反下之，利遂不止。脉促者，表未解也；喘而汗出者，此方主之 亦能治阳明大热下利者，又能治嗜酒之人热喘者
	《撰集伤寒世验精法》[7]	太阳病，发热恶风，有汗，脉缓而喘者用
	《婴童百问》[8]	热多自汗而喘者 治太阳病反下之，利遂不止。脉促者，表未解也，喘而汗出者
	《薛氏医案》[9]	治疹后身热不除
清	《医方集解》[10]	太阳病，桂枝证，医反下之，利遂不止，脉促者，表未解也，喘而汗出者
	《伤寒悬解》[11]	太阳病，桂枝证，医反下之，利遂不止，脉促者，表未解也，喘而汗出者
	《伤寒附翼》[12]	本桂枝症，医反下之，利遂不止，其脉促，喘而汗出者

[1]孙思邈.千金翼方[M].北京：人民卫生出版社,1955:100.

[2]王怀隐.太平圣惠方 上[M].北京：人民卫生出版社,1958:211-212.

[3]朱肱.类证活人书[M].唐迎雪,张成博,欧阳兵,点校.天津：天津科学技术出版社,2003:103.

[4]王好古.医垒元戎[M].竹剑平,欧春,金策,校注.北京：中国中医药出版社,2015:5,175.

[5]朱橚.普济方 第三册[M].北京：人民卫生出版社,1982:939.

[6]许宏.金镜内台方议[M].北京：人民卫生出版社,1986:55.

[7]张吾仁.撰集伤寒世验精法[M].陈熠,编选.上海：上海科学技术出版社,1992:242.

[8]鲁伯嗣.婴童百问[M].北京：人民卫生出版社,1961:82.

[9]薛己.薛氏医案选下[M].北京：人民卫生出版社,1983:524.

[10]汪切庵.医方集解[M].叶显纯,点校.上海：上海科学技术出版社,1991:69.

[11]蔡永敏,徐江雁.中医古籍珍本集成 伤寒金匮卷 伤寒悬解[M].长沙：湖南科学技术出版社,2013:206-208.

[12]柯琴.中国医学大成7 伤寒附翼[M].上海：上海科学技术出版社,1990:29-30.

续表

朝代/国家	出处	主治
清	《伤寒贯珠集》[1]	太阳病，桂枝证，医反下之，利遂不止，脉促者，表未解也，喘而汗出者
	《伤寒恒论》[2]	太阳病，桂枝证，医反下之，利遂不止，脉促者，表未解也，喘而汗出者
	《伤寒论辨证广注》[3]	太阳病，桂枝证，医反下之，利遂不止，脉促者，表未解也，喘而汗出者 治阳明大热下利者，又能治嗜酒之人热喘者
	《痢症三字诀》[4]	此仲景治协热利下之方，凡痢证兼外感者当本此意治之
	《张氏医通》[5]	治误下痢不止，脉促喘而汗出
	《医学实在易》[6]	治伤寒协热下利而喘者，借用治下痢及热泻如神
民国	《伊尹汤液经》[7]	太阳病，桂枝证，医反下之，利遂不止，其脉促者，表未解，喘而汗出
	《医学衷中参西录》[8]	太阳病，桂枝证，医反下之，利遂不止，脉促者，表未解也，喘而汗出者
日本	《类聚方广义》[9]	项背强急，心下痞塞，胸中冤热，眼目牙齿疼痛，或口舌肿痛腐烂者，加大黄则其效速
	《汉方医学》[10]	遇项背强，胸中烦悸而有热者，不问其下利及喘而自汗之症之有无，可用此方也

（七）药物剂量

《伤寒论》中记载葛根黄芩黄连汤药物剂量为葛根半斤、黄连三两、黄芩三两、炙甘草二两。《皇汉医学》详细记载葛根黄连黄芩汤药物剂量为葛根 19g，甘草 5g，黄连、黄芩各 7g。其余医籍多与仲景药物剂量基本一致，以下选用部分方药进行总结分析，见表 4-4。

[1]尤在泾.伤寒贯珠集[M].太原:山西科学技术出版社,2006:51–52.

[2]郑钦安.伤寒恒论[M].周鸿飞,点校.北京:学苑出版社,2009:26.

[3]汪琥.伤寒论辨证广注[M].王振亮,王晓艳,李亚红,等校注.北京:中国中医药出版社,2016:76–77.

[4]唐容川.唐容川医学全书[M].太原:山西科学技术出版社,2016:637.

[5]张璐.张氏医通[M].李静芳,建一,校注.北京:中国中医药出版社,1995:335.

[6]陈修园.医学实在易[M].林乾树,校注.北京:中国中医药出版社,2016:155.

[7]冯世纶.解读《伊尹汤液经》[M].北京:学苑出版社,2009:204.

[8]张锡纯.医学衷中参西录[M].李点,张宇清,魏一苇,等整理.北京:化学工业出版社,2018:575.

[9]尾台榕堂.类聚方广义[M].徐长卿,点校.北京:学苑出版社,2009:81–82.

[10]郭子光.日本汉方医学精华[M].成都:四川科学技术出版社,1990:99–100.

表 4-4 葛根黄芩黄连汤药物剂量

朝代	出处	记载剂量				折算剂量			
		葛根	黄芩	黄连	甘草	葛根	黄芩	黄连	甘草
汉	《伤寒论》	半斤	三两	三两	二两	110g	41.25g	41.25g	27.5g
唐	《千金翼方》	半斤	三两	三两	二两	333.5g	125.06g	125.06g	83.38g
	《外台秘要》	八两	三两	三两	二两	333.5g	125.06g	125.06g	83.38g
宋	《太平圣惠方》	二两	一两	半两	半两	82.63g	41.31g	20.66g	20.66g
	《类证活人书》	四两	一两半	二两半	二两	165.25g	61.97g	103.28g	82.63g
明	《伤寒论条辨》[1]	半斤	二两	三两	二两	298.4g	74.6g	111.9g	74.6g
	《薛氏医案》	五钱	二钱	三钱	一钱半	18.65g	7.46g	11.19g	5.6g
	《医学入门》[2]	三钱	二钱	二钱	一钱	11.19g	7.46g	7.46g	3.73g
	《医学原理》[3]	三钱	二钱	二钱	五分	11.19g	7.46g	7.46g	1.87g
	《普济方》	半斤	二两	三两	二两	298.4g	74.6g	111.9g	74.6g
	《金镜内台方议》	四两	二两	二两	一两	149.2g	74.6g	74.6g	37.3g
	《医学纲目》[4]	三两	二两	二两	半两	111.9g	74.6g	74.6g	18.65g
清	《伤寒贯珠集》	半斤	二两	三两	二两	298.4g	74.6g	111.9g	74.6g
	《伤寒悬解》	半斤	二两	三两	二两	298.4g	74.6g	111.9g	74.6g
	《医方集解》	半斤	二两	三两	二两	298.4g	74.6g	111.9g	74.6g
	《伤寒指归》[5]	八两	三两	三两	二两	298.4g	111.9g	111.9g	74.6g

注：为方便统计药物剂量，本研究参照《中国科学技术史·度量衡卷》[6]对各朝代药物剂量进行换算。具体度量衡如下：①东汉：一斤等于16两，一两合今约13.75g；②唐代：一两合今约41.6875g；③宋代：一两合41.3125g；④明、清代：一两合今约37.3g，一钱合3.73g；⑤民国时期：一斤为16两，一斤为600g，一两为37.5g。⑥宋代一分按2.5钱折算，金元以前按一分为2.5钱折算，明清一分按0.1钱折算。但明清两代亦有一分按2.5钱折算，若方中所述为"几钱几分"按一分为0.1钱折算；若为"几两几分"按一分为2.5钱折算[7]。

[1]方有执.伤寒论条辨[M].储全根，李董男，校注.北京:中国中医药出版社,2009:24.

[2]李梴.医学入门[M].北京:中国中医药出版社,1995:302.

[3]汪机.医学原理 上[M].储全根，万四妹，校注.北京:中国中医药出版社,2009:64.

[4]楼英.医学纲目[M].北京:中国中医药出版社,1996:719.

[5]戈颂平.伤寒指归[M].北京:中国中医药出版社,2015:53.

[6]丘光明，邱隆，杨平.中国科学技术史·度量衡卷[M].北京:科学技术出版社,2001:217-253.

[7]熊鹏.葛根芩连汤等常用经方用量历史轨迹研究[D].北京:北京中医药大学,2011:4-8.

东汉至清代以来，历代度量衡单位不统一，剂量换算也较为混乱，如孙思邈、成无己认为"古三两为今一两"，刘完素认为"古四两为今一两"，李时珍、汪昂认为"古十两为今一两"等，其换算相差甚远，故而后世对于药物剂量换算仍存在很大争议。目前经方多采用汉代度量衡，因此对于汉代经方药物换算进行考证，目前学界主要有以下几种观点。

1. 一两为 3g

部分学者依据李时珍《本草纲目》中"今古异制，古之一两，今用一钱可也"，认为一两折合今之 3g。李培生主编的《伤寒论讲义》[1] 将东汉一两折合为 3g。秦玉森 [2] 也认为一两折算为 3g 符合目前临床实际用量。目前学者认为一两为 3g 的换算可能源于宋代，因宋代多为煮散剂，如宋代官修医药文献《太平圣惠方》中多用煮散，故宋代药量均偏小。

2. 一两约为 13.8g

班固《汉书·律历志》载汉代 1 石 =4 钧，1 钧 =30 斤，1 斤 =16 两，1 两 =24 铢。丘光明 [3] 也在《中国历代度量衡考》记载东汉一斤以 16 两计，一两折合约 13.75g。渠敬文 [4] 通过对西汉、东汉、新莽的大量文物资料进行考证，认为东汉每斤为 220g，一两为 13.75g（约为 13.8g）。张林等 [5] 通过考证分析，也论证了一两约合今之 13.8g 的合理性。

3. 一两为 15.625g

柯雪帆等 [6] 学者考证了东汉的重量单位，依据出土的东汉铸造的度量衡实物"光和大司农铜权"和对仲景方中相关药物实物测量，推算出东汉时期的一斤折算为今之 250g，一斤以 16 两计，一两折合今为 15.625g；畅达等 [7] 对个数计量的药物进行实物测量后，也提出一两约为 15.6g；贾传春 [8]、罗志平 [9]、王笑青等 [10] 均认为一两为 15.625g 较为可信。王庆国等 [11] 也以水密度法和黄金密度法为参考依据，认为一两约为 15g。

[1]李培生.伤寒论讲义 [M].上海：上海科学技术出版社，2009:228.

[2]秦玉森.也谈经方剂量 [J].北京中医，1989(5):53.

[3]丘光明.汉代度量衡 [J].中国质量技术监督，2002(8):60.

[4]渠敬文.《伤寒论》方药剂量古今折算考 [J].南京中医药大学学报，1999(2):42-44.

[5]张林，唐若水，宋佳，等.古代经典名方中方药剂量折算原则考证 [J].中国实验方剂学杂志，2024,30(10):196-202.

[6]柯雪帆，赵章忠，张玉萍，等.《伤寒论》和《金匮要略》中的药物剂量问题 [J].上海中医药杂志，1983(12):36-38.

[7]畅达，郭广义.《伤寒论》药物中非衡器计量的初探 [J].中成药研究，1985(8):44-45.

[8]贾传春.经方剂量考辨与启示 [J].国医论坛，1994(1):1-4.

[9]罗志平.秦汉时期古方剂量考征 [J].国医论坛，1999,14(2):38-41.

[10]王笑青，林大勇，时红磊，等.《伤寒论》中药物剂量的折算 [J].中华中医药学刊，2007(3):591-592.

[11]王庆国，李宇航，刘敏，等.《伤寒论》方用药剂量古今折算及配伍比例的研究 [C]//中华中医药学会仲景学说分会.仲景医学求真(续三)，2009:7.

除以上常见的几种剂量换算外，还有一两约今之 1g、6.96g、9.375g、13.92g、15g 等，可见度量衡单位不同，其药量换算差别较大，程磐基[1]通过参阅有关文献及出土度量衡实物，认为东汉一斤为今之 220 ～ 250g，一两为今之 13.75 ～ 15.625g，此为目前学者广为认可的剂量换算，也为临床所常用的换算剂量。

由上可见，葛根黄芩黄连汤的药物剂量整体在下降，其中葛根的剂量为 14.92 ～ 333.5g，黄芩 1.12 ～ 125.06g，黄连 1.12 ～ 125.06g，甘草 1.87 ～ 83.38g，不同时期药物剂量单位不同，药量直接换算后差别较大。其中葛根、黄芩与黄连、甘草比例也多有差别，多为 8 : 2 : 2 : 2 或 8 : 2 : 3 : 2 或 8 : 3 : 2 : 2 或 8 : 3 : 3 : 2，其中以明清时期最为明显，而宋朝多煮散，故其药物剂量较小。而葛根作为君药，药物剂量在各个时期均较大，以起到升清止利、透邪达表的作用。

（八）药物炮制

经典名方的开发也注重药物的基原与炮制，已有文献对葛根、黄芩、黄连、甘草的名称、产地、采收加工、药用部位、药材质量及炮制等进行了本草考证，因此，本研究重点对葛根黄芩黄连汤药物炮制进行梳理及考证，不同炮制方法会影响药物的功效，明确药物的炮制方法，能为医家在临床应用时提供参考。

1. 葛根

葛根为豆科植物野葛的干燥根，始载于《神农本草经》，属中品，但该书未详细记载炮制方法。葛根在不同时期有不同的炮制方法，主要有以下几种。

捶破，去心：是最早炮制之法，南北朝《本草经集注》记载"捶破，去心"。

取汁：葛根可直接取汁使用，如《肘后备急方》"绞取汁"，《外台秘要》"捣葛根汁饮之"，《证类本草》"取生葛根煮浓汁，洗疮"，《千金方》载"酒醉不醒，捣葛汁饮一二升"。

醋制法：较为常见，如《证类本草》"取根皮捣为末，醋和"，《太平圣惠方》"醋拌炒令干"。

制粉法：《本草衍义》[2]载"澧、鼎之间，冬月取生葛，以水中揉出粉，澄成垛"。《本草害利》[3]谓"冬月掘取生根，捣烂之，水中揉出澄粉，名玉露霜"。《医学入门》称"取粉以冬月采生葛，于水中揉出粉，澄成片，擘块，下沸汤中，以蜜生拌食，酒客渴炒"。

[1]程磐基.汉唐药物剂量的考证与研究[J].上海中医药杂志,2000(3):38-41.

[2]寇宗奭.本草衍义[M].北京:人民卫生出版社,1990:58.

[3]凌奂.本草害利[M].北京:中医古籍出版社,1982:109-110.

炒法：有醋炒制、去心微炙、炒黑法等，如《普济方》载"锉，微炒"。

生用：《本草衍义》记载葛根可"以蜜汤拌食之"。

此外，葛根炮制还有蒸食之、切焙制、干煮法、洗用、煨用或煮熟作果食等，如《食疗本草》曰："蒸食之。"清代《食物本草会纂》称："煨熟。"《证治准绳》载："取原药材，除去杂质，洗净，润透，切厚片，干燥。"

葛根黄芩黄连汤治疗热迫大肠兼表证不解，其中葛根性清轻升发，既能升清降浊，鼓舞脾胃清阳，升清止利，又能透邪外出，解肌达表，故葛根应生用，取其清轻升发之性。《本经逢原》[1]载葛根："入阳明，表药生用。胃热烦渴，煨熟用。"现代葛根炮制多采用《中华人民共和国药典》中记载的炮制方法，生用时除去杂质，洗净，润透，切厚片，晾干，或用时捣碎。但需注意葛根在切制时，不宜长时间浸泡，否则其药效成分会加速流失，洗后稍泡，润软切片即可。

2. 黄芩

黄芩为唇形科植物黄芩的干燥根，始载于《神农本草经》，历代医家记载黄芩的炮制主要有以下几种。

酒制：唐宋元明清各时期均有用酒洗、酒浸或酒炒、酒浸焙之法。《医学纲目》载"酒洗炒"，《医宗必读》称"酒浸，蒸熟，曝之"，《炮炙大法》谓"酒浸切炒"。

炒法：炒法在药物炮制中是最为常见的一种方法，如炒黑、炒焦、炒半黄等。《类证活人书》称"新瓦上并同炒香"；《太平惠民和剂局方》载"凡使，先须锉碎，微炒过，方入药用"；《本草蒙筌》谓"薄片咀成，生炒如式"。此外，黄芩可选用多种辅料共同炒制，如醋炒、陈壁土炒、姜汁炒、盐炒、米泔浸炙法、童便浸炒、猪胆汁炒等，选用不同的辅料，其主治功效也不同。《仁术便览》称"刮去皮，上有用头、用尾、用腐、用片、用条、直鼠尾者，有生用酒炒姜制者"；《医宗粹言》称"去虚痰火姜汁炒"；清代《本草述钩元》[2]记载最为详细全面，曰："寻常生用，或水炒去寒性亦可。上行，酒浸切炒。下行，便浸炒。除肝胆火，猪胆汁拌炒。更有用吴茱萸制芩者，欲其入肝散滞火也。"

炭制：黄芩炭也是目前应用较广泛的药材，《洪氏集验方》载"煅存性"，《济阴纲目》谓"炒黑"，《幼科释谜》称"烧存性"。

去枯朽：后世医家开始注重药材的品质，在药材炮制之前，会先去刮除外衣、去枯朽等。如《增补万病回春》载"去皮朽枯"；《本草蒙筌》[3]称"凡用择深色，剔去内朽，刮净外衣"；《本草品汇精要》谓"去粗皮及腐烂者锉用或酒炒"。

[1]张璐.本经逢原[M].赵小青，裴晓峰，校注.北京:中国中医药出版社,1996:120.

[2]杨时泰.本草述钩元[M].北京:科技卫生出版社,1958:127.

[3]陈嘉谟.本草蒙筌[M].北京:人民卫生出版社,1988:81.

此外，黄芩的炮制方法还包括去黑心法、皂角子仁制、侧柏制、吴茱萸制、柴胡制、芍药制、桑白皮制、白术制等多种药物炮制方法。

由上可知，历代医家多用酒制及炒法，而葛根黄芩黄连汤中黄芩能清阳明胃腑之热，坚阴止利厚肠胃，炮制后会使其药性降低，故使用生黄芩，取其苦寒药性，目前生用多遵《中华人民共和国药典》炮制方法，去除杂质，于沸水中煮 10 分钟后取出，闷透，切薄片，干燥（注意避免暴晒）。

3. 黄连

黄连为毛茛科植物黄连、三角叶黄连或云连的干燥根茎，又称味连、雅连、云连等。黄连炮制最早见于梁代"除根毛，去须及去皮"。黄连的炮制方法主要有以下几种。

生用：黄连生用则需除根毛、去须等。《千金翼方》载"去须……水润切"；《太平圣惠方》称"去须洗净"，"去粗皮，碎擘，水洗过"；《洪氏集验方》谓"去芦，刮去黑皮，洗净"。

酒制：宋代开始有酒煮制、酒浸制、酒洗、酒洗炒，元代增加了酒蒸法。《类证活人书》载"以无灰好酒浸面上约一寸，以重汤熬干"；《丹溪心法》称"净酒二升浸，以瓦器置甑上蒸至烂，取出晒干"；《校注妇人良方》谓"酒洗"。

炒制：炒制始见于唐代，如生姜炒、蜜浸一宿炙令香熟、烧焦制炭、麸炒焦黄色、炒黑、炒令紫色、烧存性等。如《千金翼方》谓"熬（炒）"，《太平圣惠方》称"去须微炒"，《博济方》载"炒令稍焦赤色"。

此外，历代对于黄连炮制还包括同吴茱萸共炒、同巴豆共煮、童便浸、姜汁拌炒、米泔浸制、吴茱萸汤浸炒、朴硝炒、干漆水炒、猪胆汁炒、盐汤制、吴茱萸合益智仁共炒、冬瓜汁浸、用湿槐花拌炒、牛胆汁浸、黄土炒[1]等多种炮制方法。清代还有入猪大肠中煮熟用，黄土、姜汁、酒和蜜四制黄连等。黄连不论在辅料的选用、炮制工艺的改进，还是炮制品质量要求方面，历代都有发展。其选用辅料不同，功效也有差别，如宋代采用米泔水炙，发展至明代多以黄土炒代替，以增强止泻作用，姜制法以增强止呕作用。童便炙为治下焦之火，后来逐渐被盐水炙及朴硝炒所代替[2]。其炮制目的是改变药物药性，降低药物不良反应。

黄连炮制品在临床辨证组方上发挥着不同的治疗作用，如生用清心火，治热痢；炒制后或减低苦寒之性，或用于止血；土炒健脾；酒炙清上焦之火；姜炙清胃热，止呕。其中生黄连、酒黄连、姜黄连、吴萸黄连为《中华人民共和国药典》所载。葛根黄芩黄连汤中黄连也为生品，其生用时除去杂质，润透后切薄片，晾干，或用时捣

[1]缪希雍.炮炙大法[M].北京:人民卫生出版社,1956:18.

[2]张楚楚,刘思鸿,李莎莎,等.经典名方中黄连的本草考证[J].中国实验方剂学杂志,2022,28(10):275-285.

碎。常与黄芩、葛根、甘草同用，能清大肠湿热，可治湿热泄泻，发热、口渴、泻下急迫、粪色黄褐而臭、肛门灼热者。因此黄连、黄芩在此方中主要起到清热燥湿、调和肠胃的作用，均为生用。

4. 甘草

甘草为豆科植物甘草、光果甘草或胀果甘草的根茎或干燥根。其古代炮制方法多种多样，常见的主要有以下几种。

炒制：包括微炒、炒黄、炒存性、炭火炙等。《雷公炮炙论》载"火炮令内外赤黄"；《金匮要略方论》称"微炒"；《博济方》谓"炒存性"，"炒令黄"，"细锉炒令紫黑色"；《洪氏集验方》称"炒黄黑色"；《普济方》载"锉炒令焦"，"锉烧存性"；《圣济总录》为"于罐内烧不令烟出"。此外，还包括姜汁炒、酒炒、粳米拌炒等。

蜜制：《千金翼方》谓"蜜煎甘草涂之"；《局方》称"蜜炒"；《炮炙大法》则为"蜜水拌炒"；《医学纲目》《成方切用》称"去皮蜜炙"。

炙法：炙法为甘草最常见的一种炮制方法。《金匮玉函经》称"炙焦为末"；《太平圣惠方》谓"炙微赤"；《圣济总录》为"炙令微紫"；《外科大成》载"炭火炙"。此外，炙法还包括纸裹醋浸煨、涂麻油炙、淡浆水炙、盐水浸炙、猪胆汁浸炙、油浸炙、清水蘸炙、黄泥裹煨等。

酥制：南北朝用酒浸蒸后炙至酥尽为度的方法。《本草纲目》也记载为"每斤用酥七两，涂炙酥尽为度"。

此外，甘草炮制还包括醋制、油制、煨制、酒制、米制、麸制、水制、乌药煎汁吸入、去乌药等多种炮制方法。

（九）煎服法

张仲景《伤寒论》中记载葛根黄芩黄连汤的煎法和服法为"以水八升，先煮葛根，减二升，内诸药，煮取二升，去滓，分温再服"。结合《中国科学技术史·度量衡卷》可知，汉代一升约为200mL，原方煎服法为先加入水1600mL，先煮葛根，煎取1200mL后加入黄芩、黄连、炙甘草，再煎取400mL，去滓，分温再服。

张仲景记载了葛根黄芩黄连汤的特殊煎药方法，先煎葛根，后入诸药，现代医家认为先煮葛根有利于淀粉、葛根素等有效成分溶出，对药物其他成分亦有增溶作用[1]，因此应注意到其煎服方法。关于"先煮葛根"的记载，《伤寒指归》载："重用葛根，甘平气轻，先煮取其气浓，入半表下，鼓动阴液回还半表上，来复半里，和缓其阳。"

---

[1]单建学.中药汤剂煎煮方法对临床疗效的影响[J].湖南中医药导报,2002(11):692-693.

《伤寒来苏集》[1]载："先煮葛根，则解肌之力优，而清中之气锐。"《本草备要》[2]记载葛根原方重用至半斤，先煮则防其升散太过，而反伤胃气。《本草经集注》[3]记载先煮葛根，实则去沫，谓"沫令人烦"。后世医家则多认为葛根用块根入药，质地厚重，先煮葛根以助于药物成分充分煎出。

煎药时，可适当加入姜、枣同煎，《医方集解》《成方切用》等古籍中均记载在煎服时可加入姜、枣。《医学入门》中也记载了在煎服时可加入姜三片、枣二枚，因此，后世在煎服时可酌情加入生姜和大枣。

历代医家虽大多遵循仲景的煎服法，但也有小部分医家使用不同的服法，如《医方类聚》卷五十三引《神巧万全方》方中记载："右为散，每服四钱，水一盏，煎六分，去滓，温服。"《太平圣惠方》载："上件药，捣筛为散，每服四钱，以水一中盏，煎至五分，去滓。"使用了散剂的服法。

此外，还记载了葛根黄芩黄连汤的服法有顿服、分温再服、分温二服、分温酒服、日进二三服、不计时候温服等多种服药法。现多数医家沿用仲景葛根黄芩黄连汤服法，采用一日两服的用法。对于服药时忌口，仲景在《伤寒论》中并未提及服用葛根黄芩黄连汤时的忌口，而《外台秘要》记载了服用葛根黄芩黄连汤时忌猪肉、冷水、海藻、菘菜。

（十）现代研究进展

本研究以"葛根黄芩黄连汤、葛根芩连汤"为主题词或关键词，在中国知网数据库、万方数据库进行检索，检索时间为 1980 年 8 月至 2024 年 8 月，筛选以"临床应用"为主题的文章，其纳入与排除标准：①纳入葛根芩连汤临床应用的文献；②葛根芩连汤相关综述、理论探究、实验研究文献等予以排除。结果显示记录葛根芩连汤临床应用的文献共 707 篇，其中符合纳入标准的共 330 篇，对数据进行整理分析，得到葛根芩连汤的现代临床应用，见表 4-5。结果表明，葛根芩连汤可用于治疗多种临床疾病，常见于消化系统疾病（217）、内分泌系统疾病（60）、耳鼻喉科疾病（18）等。其中葛根黄芩黄连汤在 2 型糖尿病、溃疡性结肠炎、病毒性肠炎、腹泻等疾病中最为常用。

[1]柯琴.伤寒来苏集[M].上海：上海科学技术出版社，1959:221.

[2]汪昂.本草备要[M].北京：人民卫生出版社，1965:36.

[3]陶弘景.本草经集注[M].北京：人民卫生出版社，1994:371，264.

表 4-5　葛根芩连汤现代临床应用

系统名称	应用总计/次	临床疾病（频数）
消化系统	217	病毒性肠炎（36）、溃疡性结肠炎（58）、慢性结肠炎（3）、小儿腹泻（41）、急性肠胃炎（21）、肠易激综合征（7）、大肠癌及术后（9）、放射性肠炎（16）、抗生素相关性腹泻（2）、慢性直肠炎（1）、感染性腹泻（9）、便秘（1）、甲亢性腹泻（1）、慢性腹泻（11）、小肠炎（1）
呼吸系统	2	复发性急性化脓性扁桃体炎（1）、细支气管炎（1）
内分泌系统	60	2型糖尿病及其他合并症（50）、糖尿病性胃肠病变（1）、糖尿病肾病（2）、糖尿病周围神经病变（3）、糖尿病心肌病（2）、2型糖尿病合并非酒精性脂肪性肝病（2）
神经系统	4	血管性痴呆（2）、特发性面神经麻痹（1）、急性缺血性中风（1）
妇科	1	子宫直肠综合征（1）
耳鼻喉科	18	慢性鼻炎（1）、慢性咽喉炎（4）、慢性牙周炎（10）、鼻炎（1）、鼻衄（1）、口疮（1）
其他	28	食管癌（1）、痤疮（2）、不寐（1）、高脂血症（3）、代谢综合征（5）、颈动脉粥样硬化（6）、脂肪肝（2）、高尿酸血症（1）、手足口病（2）、颈椎病（1）、过敏性紫癜（1）、病毒性心肌炎（2）、小儿麻疹合并症（1）

三、小结

本研究基于东汉至民国时期葛根黄芩黄连汤的相关文献，深入研究有关葛根黄芩黄连汤的处方源流、药物组成、功能主治、药物剂量、药物炮制、煎服法等，得到葛根黄芩黄连汤的关键信息表，见表 4-6。

结果表明，葛根黄芩黄连汤首创于《伤寒论》，有葛根汤、葛根黄连汤、黄连葛根汤、葛根黄芩汤、葛根黄连黄芩汤、干葛黄芩黄连汤等异名；历代医家对葛根黄芩黄连汤的药物组成、功能主治、药物剂量无太大争议，在临床应用时也遵仲景之意，用于治疗表证未解、热迫大肠所致的多种病症，如细菌性痢疾、病毒性肠炎、肠易激综合征、溃疡性结肠炎、病毒性心肌炎、2型糖尿病、上消化道出血、婴幼儿腹泻、口腔溃疡、痤疮、附件炎等多种内科、外科、妇科、儿科、皮肤科、五官科等相关疾病[1]。

---

[1]陈宪海，刘伟.葛根芩连汤[M].北京:中国医药科技出版社,2009:12.

表 4-6 葛根黄芩黄连汤关键信息表

基本信息			现代对应情况					
出处	原文	处方、制法及用法	药物名称	基原及药用部位	炮制规格	折算剂量/g	用法用量	功能主治
《伤寒论》（汉代张仲景）	太阳病，桂枝证，医反下之，利遂不止，脉促者，表未解也；喘而汗出者，葛根黄芩黄连汤主之	葛根半斤，甘草二两（炙），黄芩三两，黄连三两。上四味，以水八升，先煮葛根，减二升，内诸药，煮取二升，去滓，分温再服	葛根	豆科植物野葛的干燥根	生品	110	上四味，以1600mL，先煮葛根，煎1200mL，加入黄芩、黄连、炙甘草，煎取400mL，分温再服	【功能】清热止利，兼以解表 【主治】表证未解，邪热入里证。症见身热、下利臭秽、胸脘烦热、口干作渴，或喘而汗出，舌红苔黄，脉数或促
			黄芩	唇形科植物黄芩的干燥根	生品	41.25		
			黄连	毛茛科植物黄连、三角叶黄连或云连的干燥根茎	生品	41.25		
			甘草	豆科植物甘草、胀果甘草或光果甘草的干燥根和根茎	炙用	27.5		

备注：历代文献表明，汉代度量衡制基本固定，参照《中国科学技术史·度量衡卷》记载，其相应换算关系如下：一两折合13.75g，一斤折合16两，东汉一升厘定为200mL

关于药物剂量，研究结果表明，由于各个时期使用剂量单位的不同，药物使用剂量之间差别较大，但整体可见后世药物剂量在下降，尤其是宋代，因宋代多使用散剂，故汤药剂量相对较小，整体方药以葛根为君药，用药时多重用葛根。《伤寒论》中方药药量较现在明显较大，因经方多一剂一煎，目前临床多用一剂两煎。有研究指出，一剂一煎可提取的药物有效成分为45%～50%，而一剂两煎可提取药物成分约75%，因而"一剂煎二次"可减少经方用量的2/5。因此，古代药物剂量折合后与目前的药物剂量相差不远[1]。

对于药物炮制及煎服方法，《伤寒论》并未对药物的炮制进行详细论述，除炙甘草外，葛根、黄芩、黄连多用生品。《本经逢原》载其"葛根轻浮，生用则升阳生津，熟用则鼓舞胃气"，故葛根黄芩黄连汤中葛根用生品，取其性轻升发的作用，黄芩、黄连用生品，取其苦寒之性以泻火清里、厚肠止泻。对于葛根黄芩黄连汤的煎服方法，现代医家也沿用仲景的煎服方法，先煮葛根，后纳诸药，一日两服。

葛根黄芩黄连汤在临床应用广泛，且疗效显著，因此，本研究对葛根黄芩黄连汤的关键信息进行考证，为文献研究及临床应用提供文献资料及治疗思路，也为经典名方中医复方制剂的研发提供参考，推进经典名方制剂的研发，将中医药经典理论和实践经验转化为中药新药，更好发挥中医药的特色优势。

[1]鲍建军,黄寿妙.张仲景经方汤剂的煎法与现代用量关系探讨[J].福建中医药,2010,41(2):48-49.

第二节　基于CiteSpace的葛根黄芩黄连汤研究热点及趋势分析

本研究基于 CiteSpace 6.3 R1 软件分析经典名方葛根黄芩黄连汤的研究现状、热点及发展趋势。以葛根黄芩黄连汤为主题，系统检索中国知网、万方和维普等数据库中的相关文献。通过 CiteSpace 软件对纳入文献中的发文趋势、作者、机构和关键词绘制可视化知识图谱，并进行分析。纳入葛根黄芩黄连汤相关文献共 1598 篇，发文量总体呈现快速波动上升趋势，形成以罗佳波、徐国良等学者为中心的研究团队，中高产作者间存在合作关系。发文机构以科研院校及其医疗机构为主，各机构间存在合作关系但不甚紧密。关键词共现、聚类、突现分析显示，糖尿病、溃疡性结肠炎、腹泻是近年来该领域研究的热点方向。葛根黄芩黄连汤治疗炎症性肠道疾病及糖尿病仍是当前研究的热点，并延伸至动脉粥样硬化、高血压、高脂血症、肺动脉高压、慢性牙周炎等领域，以基础研究为技术支撑，通过药理作用、分子生物学等靶向研究，为临床应用筑牢基础。

葛根黄芩黄连汤是古代经典名方，出自东汉末年张仲景所著《伤寒论》[1]，主治协热下利证，临床表现为身热下利、胸脘烦热、口干作渴、喘而汗出、舌红苔黄、脉数或促，是临床治疗热陷阳明、协热下利的常用方[2]，其具体组方为葛根、炙甘草、黄芩、黄连，其中以葛根为君药，以黄芩、黄连为臣药，炙甘草调和诸药，用法为上四味，以水八升，先煮葛根，减二升，内诸药，煮取二升，去滓，分温再服。

本节从中国知网、万方、维普 3 个数据库检索，共收集关于葛根黄芩黄连汤文献4277 篇，经过筛选，最终对 1598 篇文献进行分析。CiteSpace 软件是陈超美教授基于Java 语言环境和引用文献理论开发的可视化研究软件，以知识图谱的形式清晰展示相关文献数据，为研究者提供相关领域的演进历程[3]。本研究基于中国知网、万方和维普等数据库，应用 CiteSpace 对发文趋势、作者、发文期刊、研究机构及关键词等内容进行分析，直观展示其研究进程变化、热点迁移，为进一步研究葛根黄芩黄连汤提供研究思路、技术支撑和文献参考。

[1]张仲景.伤寒论[M].文棣，校注.北京:中国书店，1993:21.

[2]车宏伟，侯飞，杨海宁，等.首批国家公布的经典名方剖析[J].亚太传统医药，2019, 15(4):173–175.

[3]陈志强，张意林，陈仁寿.经典名方枳实薤白桂枝汤的古今文献研究[J].中国中医基础医学杂志，2023, 29(9): 1515–1522, 1547.

一、资料与方法

（一）文献来源

检索中国知网、万方及维普等数据库中的文献，采用高级检索方式，将主题词设为"葛根芩连汤""葛根黄芩黄连汤"，检索时间为建库至 2023 年 12 月 31 日。检索到中国知网数据库相关文献 1156 篇，万方数据库 1754 篇，维普数据库 1367 篇。

（二）纳入与排除标准

1. 纳入标准

公开发表的与葛根黄芩黄连汤（含葛根芩连汤）相关的文献。

2. 排除标准

重复发表及信息缺失的文献。

（三）数据处理

将纳入的相关文献通过 NoteExpressV3.0 进行文献去重及人工清洗，由双人进行查对，确定录入文献题录信息完整后，最终纳入文献 1598 篇，以 Refworks-CiteSpace 格式导出，并将最终导出的文献命名为"download.txt"，进而用 CiteSpace 6.3 R1 绘制可视化图谱，依次绘制作者、研究机构、关键词等相关知识图谱。

1. 名词术语规范化处理

同义关键词合并，如"中西医治疗""治疗"合并为"中西医结合疗法"；机构名称规范化处理，同一医院的不同科室均统一为该医院名称，如"上海中医药大学附属上海中医医院中医科""上海中医药大学附属上海中医医院骨伤科"统一为"上海中医药大学附属上海中医医院"。

2. 软件参数设置

设置软件中时间跨度为 1986—2023 年，时间切片为"1 年"。节点类型依次选择作者（Author）、机构（Institution）、关键词（Keywords）。剪切方式设置为 Pathfinder、Pruning sliced networks、Pruning the merged network，其余均为默认。

二、结果与分析

（一）文献检索结果及发文量分析

本研究最终纳入符合要求的 1598 篇相关文献。首篇文章发表于 1986 年，1986—1994 年发文数量稳定，均未超过 10 篇；1995—2000 年处于小幅波动上升阶段；

2001—2020 年处于相对稳步上升阶段；2021—2023 年发文数量小幅度下降，可能与期刊论文发表滞后相关，总体而言，2000 年以来，葛根黄芩黄连汤的相关研究发文量整体呈上升趋势。

扫一扫，了解更多信息
（年度发文量分布）

（二）作者合作网络分析

纳入研究的 1598 篇中文文献中，共有 281 位作者，发文量 ≥ 6 篇的作者有 17 名，占比达 0.6%，见表 4-7。其余作者发文量 < 6 篇。其中累计发文量最高的作者为罗佳波和徐国良，发文量均为 16 篇。

通过软件对作者合作网络进行可视化分析，获得 281 个节点，284 根连线，每一位作者占据一个节点，节点越多表明发表文献数越多，不同作者的合作由连线表示。研究作者间合作关系的紧密程度由图谱密度表示，density 为 0.0072。中高产作者之间存在合作关系，并形成几个合作团队。团队规模较大，合作密切的是朱向东、梁永林及安叡等人组成的研究团队，另外罗佳波、谭晓梅及戴开金等人组成的团队规模也比较大，团队之间联系不紧密。

扫一扫，了解更多信息
（作者合作网络）

表 4-7　葛根黄芩黄连汤研究中发表文献 ≥ 6 篇的作者

序号	发文量/篇	作者	序号	发文量/篇	作者
1	16	罗佳波	10	8	李冰涛
2	16	徐国良	11	7	文颖娟
3	15	谭晓梅	12	7	仝小林
4	15	安叡	13	7	张艺竹
5	13	朱向东	14	7	宋强
6	10	王新宏	15	6	吴昭晖
7	10	梁永林	16	6	丁元庆
8	9	戴开金	17	6	张启云
9	9	王丹			

（三）机构合作网络分析

本次研究 1598 篇中文文献中，涉及 279 所机构，其中发文量 ≥ 10 的机构有 14 家，占 5.0%，见表 4-8。发文量排名前三的机构为北京中医药大学、中国中医科学院广安门医院及天津中医药大学，其中北京中医药大学发文量达 34 篇。通过对机构合作网络进行分析，获得 282 个节点，109 条连线。density 为 0.0028，机构之间的连线较稀疏，表明各机构间合作关系不甚紧密，大

扫一扫，了解更多信息
（机构合作网络）

多为各地方中医药大学之间，中医药大学及其附属医院或者当地重点实验室间展开的合作。

表 4-8　葛根黄芩黄连汤中文文献发文量 ≥ 10 篇的机构

序号	发文量/篇	时间/年	机构
1	34	2003	北京中医药大学
2	24	2010	中国中医科学院广安门医院
3	20	2009	天津中医药大学
4	19	2011	上海中医药大学
5	16	2012	山东中医药大学
6	14	2014	湖南中医药大学
7	13	2020	甘肃中医药大学
8	13	2002	第一军医大学
9	12	2005	南方医科大学
10	12	2014	江西中医药大学中医基础理论分化发展研究中心
11	12	2015	湖北中医药大学
12	10	2018	陕西中医药大学
13	10	2020	江西省中药药理重点实验室
14	10	2011	辽宁中医药大学

（四）关键词分析

1. 关键词共现

扫一扫，了解更多信息
（关键词共现）

关键词是文献核心主题的体现与概括，通过合理运用关键词共现分析，可以直观地展示出一定时期内使用频率最高的关键词，从而进一步辨明这一时间段内的研究焦点与主题，为判断该研究的发展动向提供参考与帮助。本研究通过对葛根黄芩黄连汤的文献分析，得到 280 个节点和 312 条连线，节点个数即关键词个数，连线代表关键词共同出现在某篇文章中，频次 ≥ 10 的关键词有 21 个，占比 7.5%，见表 4-9。结合关键词对节点背后信息进一步分析，发现葛根黄芩黄连汤在临床治疗、证型、配伍、药效物质基础相关的研究较多[1]。中介中心性是评价网络节点在网络中位置重要性的指标，其取值为 0 ~ 1，若中介中心性 ≥ 0.1 则说明其中心

[1]陈佳美,陈蓉,成颜芬,等.经典名方葛根芩连汤基准样品的 HPLC 指纹图谱及量质传递规律研究[J].中草药,2024,55(4):1189–1201.

性较高。在前 21 个高频关键词中，中介中心性 ≥ 0.1 的关键词有 11 个，其中关键词糖尿病、溃疡性结肠炎及临床疗效为前三。

表 4-9 葛根黄芩黄连汤研究中文文献频次 ≥ 10 的关键词

排序	频次	中心性	时间/年	关键词	排序	频次	中心性	时间/年	关键词
1	174	0.08	2006	糖尿病	12	16	0.04	2016	名医经验
2	89	0.22	2003	溃疡性结肠炎	13	15	0.03	2009	小儿腹泻
3	67	0.34	1999	临床疗效	14	15	0.02	2020	肠道菌群
4	67	0.43	2001	中西医结合疗法	15	15	0.02	2009	二甲双胍
5	65	0.41	1994	葛根黄芩黄连汤	16	14	0.05	2009	糖尿病肾病
6	57	0.24	2001	腹泻	17	14	0.35	1995	中医药治疗
7	42	0.21	1996	伤寒论	18	13	0.06	2003	不良反应
8	37	0.13	2009	经方	19	12	0.19	2014	小陷胸汤
9	37	0.09	1995	儿童	20	11	0.04	2018	胰岛素抵抗
10	18	0.15	2002	中药	21	10	0.03	2017	张仲景
11	17	0.11	2006	湿热证					

2. 关键词聚类

在关键词共现分析的基础上，采用对数似然比（LLR）算法对关键词进行提取分类，CiteSpace 依据网络结构和聚类的清晰度进行聚类分析时，计算聚类模块值（Q 值）和轮廓值（S 值）。关键词聚类含有 280 个节点和 312 条连线，得到 20 个模块。摘选前 15 个聚类标签，每个色块代表一个聚类，聚类模块值为 0.8849，平均轮廓值（S 值）为 0.9578，表明聚类得到的网络社团结构是有效的，结果可信。由表 4-10 可见，文献在聚类 #0、聚类 #1、聚类 #2、聚类 #4、聚类 #6、聚类 #11、聚类 #12 主要集中在葛根芩连汤的临床应用，聚类 #3、聚类 #5、聚类 #7 主要是糖尿病的临床应用，聚类 #0、聚类 #9、聚类 #13 主要集中在对小儿腹泻的相关临床研究。

扫一扫，了解更多信息（关键词聚类）

表 4-10 葛根黄芩黄连汤研究中文文献关键词的聚类表

聚类ID	S值	聚类标签名称	聚类标签
#0	0.989	中西医结合疗法	中西医结合疗法；儿童；糖尿病；轮状病毒肠炎
#1	0.913	葛根黄芩黄连汤	葛根黄芩黄连汤；名医经验；溃疡性；湿热；结肠炎
#2	0.955	腹泻	腹泻；保留灌肠；不良反应；慢性结肠炎；疗效
#3	0.95	糖尿病	糖尿病；血糖；中医药治疗；血糖水平；葛根芩连汤

续表

聚类ID	S值	聚类标签名称	聚类标签
#4	0.974	伤寒论	伤寒论；张仲景；下利；阳明病；太阳病
#5	0.934	中医	中医；胰岛素抵抗；肠道湿热证；炎症因子；并发症
#6	1	溃疡性结肠炎	溃疡性结肠炎；葛根芩连五炭汤；大肠湿热证；中药灌肠；肿瘤坏死因子-α
#7	0.898	经方	经方；临床经验；复方；二甲双胍；中医药
#8	0.981	中药	中药；辨证论治；麻杏石甘汤；传染性非典型肺炎；甲型H1N1流感
#9	0.983	临床疗效	临床疗效；小儿腹泻；七味白术散；中药敷脐；湿热困脾证
#10	0.842	大柴胡汤	大柴胡汤；临床效果；黄连解毒汤；中药治疗；小陷胸汤
#11	0.988	复方（中药）	复方（中药）；医案；中脘；溃疡性；理中丸
#12	0.99	溃疡性结肠炎	溃疡性结肠炎；四神丸；清热解毒剂；参苓白术散；四逆散
#13	1	葛根	葛根；芩连汤；清热解毒；中医辨证；儿科急症
#14	1	急性胃肠炎	急性胃肠炎；治疗效果；中药神阙穴贴敷；老年；胃肠湿热型

3. 关键词时间线

在聚类图谱的基础上，对关键词进行时间线视图分析，以年份为横坐标，聚类编号及名称为纵坐标，对文献关键词进行分析得到时间线，可直观呈现出该研究领域在某时间段的发展态势。本研究将关键词作为聚类标签，同样聚类的关键词在相同水平线上，图谱中每个圆点都指代对应的关键词，圆点越大则相关文献量越多。葛根芩连汤中文文献的聚类时间轴显示，在葛根芩连汤的临床应用中，治疗糖尿病和炎症性肠道疾病是近20年的研究热点，与上文中得出的结论一致。

扫一扫，了解更多信息
（关键词时间线）

4. 关键词突现

关键词是文章核心主题的体现与概括，通过合理运用关键词突现分析，可以详明地展示出一定时期内使用频率最高的关键词，从而进一步辨明这一时间段内的研究焦点与主题，据此可判断研究领域的热点和前沿，并为判断该研究的发展动向提供参考与帮助，"begin"与"end"表示关键词突现的开始与结束时间，"strength"表示关键词的突现强度，数值越高表示该关键词的影响力越大[1]。

[1]崔夏雨, 贺晨明, 姜超, 等.糖尿病合并脑梗死研究进展的CiteSpace可视化分析[J].中国中医急症, 2023, 32(11): 1894-1900.

通过对葛根芩连汤的 1598 篇中文文献关键词突现分析发现，最早开始突现的关键词是 1994 年，持续十几年，说明葛根芩连汤的有效成分研究一直是早期研究的热点。从 2011 年开始，葛根芩连汤的临床研究开始持续增多，前 12 个突现关键词中，突现强度最大的关键词是肠道菌群，而且突现时间起始较晚，从 2019 年开始突现到现在，另外两个关键词炎症因子和糖尿病也是近几年持续突现至今，说明葛根芩连汤治疗 2 型糖尿病、肠道菌群炎症相关的临床研究是现阶段比较热门前沿的，从一定程度上反映了葛根芩连汤的未来研究趋势，有利于推进中医药现代化的进程。

扫一扫，了解更多信息（关键词突现）

三、小结

葛根芩连汤组方精练，配伍考究，既能解肌发表散邪而退表热，又能清泄肺胃实热，养阴生津。凡临床上出现身热、苔黄、下利臭秽、脉数等症状，可用本方加减进行治疗，在现代临床中则常用于治疗细菌性痢疾、肠伤寒、急性肠炎等属表证未解、里热甚的疾病，并取得显著疗效。许圳鹏等[1] 研究表明，溃疡性结肠炎患者应用葛根芩连汤加减方可进一步提高疗效，能够有效促进临床症状缓解并可有效降低炎症因子水平及并发症发生率。崔茜等[2] 采用葛根芩连汤内服联合白头翁汤加减保留灌肠治疗大肠湿热证溃疡性结肠炎患者，可有效改善患者的临床症状，提高临床疗效。王涵等[3] 研究表明，以葛根、黄芩、黄连为主药的葛根芩连汤，是仝小林教授临床辨治 2 型糖尿病胃肠湿热证的有效方。蒋苏霖[4] 研究表明，葛根芩连汤通过调节 Kelch 样 ECH 相关蛋白 1（Keap1）/ 核内核因子 E2 相关因子 2（Nrf2）氧化应激信号通路而改善溃疡性结肠炎小鼠结肠黏膜损伤。许瑶瑶等[5] 研究表明，葛根黄连黄芩汤可能通过抑制 Toll 样受体 4（TLR4）/ 核因子 – κ B（NF – κ B）信号通路的激活，减轻炎症反应，从而起到治疗溃疡性结肠炎的作用。周琦等[6] 通过研究葛根芩连汤对 2 型糖尿病模型大鼠胰岛细胞胰岛素受体底物 –2（IRS–2）/ 磷脂酰肌醇 –3（PI3K）– 蛋白激酶 B（Akt）

[1] 许圳鹏, 吴燕燕, 蔡而玮. 葛根芩连汤加减方治疗溃疡性结肠炎效果分析 [J]. 中外医学研究, 2022, 20(20):30–33.

[2] 崔茜, 田振国, 隋楠. 葛根芩连汤内服联合白头翁汤加减保留灌肠治疗大肠湿热证溃疡性结肠炎患者疗效观察 [J]. 辽宁中医药大学学报, 2019, 21(2):202–205.

[3] 王涵, 顾成娟, 吴学敏, 等. 葛根、黄连、黄芩治疗 2 型糖尿病胃肠湿热证——仝小林三味小方撷菁 [J]. 吉林中医药, 2019, 39(12):1569–1572.

[4] 蒋苏霖. 基于数据挖掘的中医药治疗溃疡性结肠炎用药规律分析 [D]. 武汉：湖北中医药大学, 2023.

[5] 许瑶瑶, 蔡巧燕, 赵春雨, 等. 基于 TLR4/NF – κ B 信号通路探讨葛根黄连黄芩汤治疗溃疡性结肠炎的作用机制 [J]. 福建中医药, 2023, 54(9):27–33.

[6] 周琦, 朱向东, 仝小林, 等. 葛根芩连汤对 2 型糖尿病模型大鼠胰岛细胞 IRS–2/PI3K–Akt 通路的影响 [J]. 中医杂志, 2018, 59(11):973–977.

通路的影响，探讨该方保护胰岛细胞的作用机制。杨艳等[1]研究表明，葛根芩连汤可通过调节胰岛素分泌水平、改善胰岛素抵抗等机制治疗2型糖尿病；通过调节转化生长因子β（TGF-β）/转化生长因子β受体1（TGF-βR1）改善糖尿病肾病；通过调节血管内皮生长因子（VEGF）/血管内皮生长因子受体（KDR）通路改善糖尿病视网膜病变和糖尿病血管并发症。郑国斌等[2]研究表明，葛根芩连汤能够调节血脂和控制炎症，调节肠道菌群，有效控制动脉粥样硬化的发生和发展。王登川[3]研究结果表明，葛根芩连汤主要通过多成分、多靶点、多通路发挥降血压作用，其治疗高血压的作用机制可能与神经活性配体 – 受体相互作用、钙信号通路有关。唐玉英等[4]采用葛根黄芩黄连汤联合穴位贴敷治疗小儿轮状病毒性肠炎，疗效显著。李春燕等[5]探讨表明湿热型痤疮可选用葛根黄芩黄连汤作为主方进行加减治疗。阎明等[6]研究表明，加味葛根芩连汤联合常规化疗方案治疗中晚期食管癌比单纯常规化疗更具优势，有利于减轻中医证候，改善体力状况，调节细胞免疫力。李晋[7]从牙周炎论治：加味葛根芩连汤联合根面平整术可降低慢性牙周炎患者龈沟液细胞核因子κB受体活化因子配体（RANKL）/骨保护素（OPG）、白细胞介素（IL）–17、C反应蛋白（CRP）、前列腺素 E_2（PGE_2）水平，疗效显著。李松林等[8]通过网络药理学研究揭示了葛根芩连汤可通过多个靶点、多个信号通路来治疗肺动脉高压，且关键药效分子与核心靶点均能稳定结合，此研究为进一步探究其作用机制提供了理论基础。李媛媛等[9]探讨葛根芩连汤治疗湿热内蕴型中重度睑板腺功能障碍（MGD）性干眼的思路及方法。

随着对葛根芩连汤临床经验的积累，结合现代技术的深入研究，通过对葛根芩连汤文献关键词进行分析，目前葛根芩连汤在糖尿病及炎症性肠道疾病中的应用已成为研究的热点，并逐步延伸至动脉粥样硬化、高脂血症、高血压、肺动脉高压、痤疮、牙周炎、眼干燥症等疾病，但其应用与中医辨证为湿热证的疾病息息相关。同时，在

[1]杨艳, 王雪亮, 王雨辰, 等.基于网络药理学探讨葛根黄芩黄连汤治疗2型糖尿病的机制[J].成都医学院学报, 2023, 18(1):21–26.

[2]郑国斌, 马传瑞, 樊官伟.葛根芩连汤治疗动脉粥样硬化的药理学基础研究进展[J].天津中医药大学学报, 2022, 41(5):668–674.

[3]王登川.基于网络药理学分析葛根芩连汤治疗高血压的机制[J].中医药通报, 2023, 22(2):25–30.

[4]唐玉英, 郑雪玲, 李琳.葛根黄芩黄连汤穴位贴敷治疗小儿轮状病毒性肠炎的疗效观察[J].内蒙古中医药, 2019, 38(9):108–109.

[5]李春燕, 隋秀林, 范玉, 等.加味葛根黄芩黄连汤治疗湿热型痤疮的理论探讨[J].中国民间疗法, 2023, 31(6):4–6, 11.

[6]阎明, 洪永贵.加味葛根芩连汤联合常规化疗方案治疗中晚期食管癌的临床研究[J].承德医学院学报, 2023, 40(6):480–483.

[7]李晋.加味葛根芩连汤联合根面平整术治疗慢性牙周炎临床研究[J].陕西中医, 2022, 43(7):914–917.

[8]李松林, 韩雪, 李文娣, 等.葛根芩连汤治疗肺动脉高压的作用机制研究[J].哈尔滨商业大学学报(自然科学版), 2021, 37(2):131–138.

[9]李媛媛, 桑子瑾, 吴烈.葛根芩连汤辨治睑板腺功能障碍性干眼[J].中国中医眼科杂志, 2021, 31(8):581–584.

现代技术的支持下，关于葛根芩连汤药理作用、分子生物学、基因通路等领域的靶向研究亦显得尤为重要，目前对葛根芩连汤单味药成分研究仍需进一步完善，不同煎煮法对中药成分含量的差异性有待进一步研究，为推动古代经典名方的现代化研究提供思路。

第五章　茵陈蒿汤

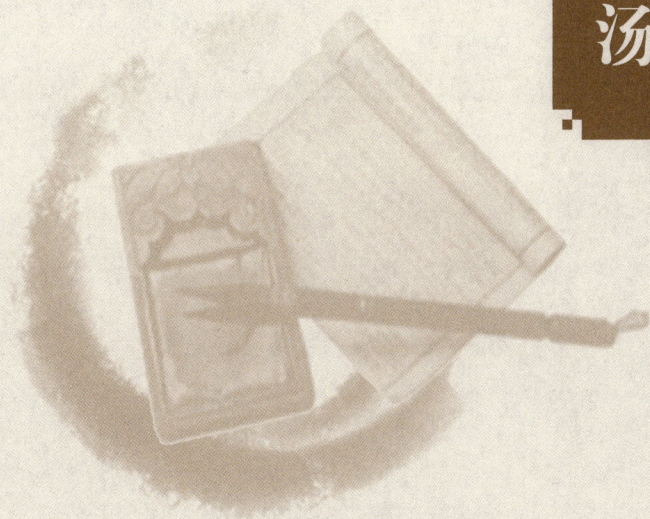

茵陈蒿汤为《古代经典名方目录（第二批）》中收录的第一首方剂，茵陈蒿汤之名首见于《伤寒论》，该方由茵陈、栀子和大黄 3 味药配伍组成，具有清热利湿、利胆退黄之功。本章基于东汉至民国时期的有关文献，深入挖掘考证了关于茵陈蒿汤处方源流、药物组成、方义分析、功能主治、处方剂量、药物炮制、煎服法的有关内容，运用 CiteSpace 6.3.R1 软件对茵陈蒿汤进行作者、机构和关键词的可视化分析，客观、全面地分析该领域的学术知识基础、研究热点、未来趋势，为临床应用、基础研究提供参考。

第一节　茵陈蒿汤历史沿革与关键信息考证

茵陈蒿汤在现代临床应用十分广泛，且疗效确切，是古代经典名方之一。本研究在查阅东汉至民国的相关文献的基础上，对茵陈蒿汤的处方源流、药物组成及方义、功能主治、药物剂量、药物炮制、煎服法等进行了分析研究。结果发现：①茵陈蒿汤首载于东汉张仲景《伤寒论》，由茵陈蒿、栀子、大黄 3 味药物组成，历史上有茵陈汤、涤热汤、大茵陈汤、茵陈大黄汤等异名方；②其药物组成、煎服法为后世医家沿用，对其方义分析也很少有争议；③剂量方面，经典名方茵陈蒿汤的药物剂量可折算为茵陈蒿 82.5g，栀子 14g，大黄 27.5g；④对于茵陈蒿汤中药物炮制，仲景原方已给出具体炮制方法，通过梳理不同医籍中茵陈蒿汤药物炮制方式，发现大多数医家都遵从仲景原方给出的方法，即栀子擘、大黄去皮，此两种药物炮制方式亦与 2020 年版《中华人民共和国药典》相符。

自 2018 年首批《古代经典名方目录》发布以来，学者们逐步开展了古代经典名方的研究和开发工作，取得了初步进展。经典名方的研究，有助于推动基于古代经典名方的中药复方制剂的研发，规范中药制剂的研发和生产，提高中药制剂的质量和安全性，有利于推进中医药的现代化和国际化，促进中医药的传承和创新，因此对其典籍进行考证必不可少。

茵陈蒿汤，首载于东汉张仲景所著《伤寒论》："阳明病，发热汗出者，此为热越，不能发黄也。但头汗出……以瘀热在里，身必发黄，宜下之，以茵陈蒿汤。"相关研究主要集中在其药物成分、作用机制和临床应用方面，治疗范围以抑制肝纤维化、保肝利胆、降血脂、母儿 ABO 血型不合、皮肤黏膜疾病等为主，而从文献层面对相关典籍内容进行梳理和研究的论文较少。因此，系统整理、考证与研究茵陈蒿汤处方源流与药物组成、药物剂量与炮制、功能主治等信息，可以为经典名方茵陈蒿汤的研究和开发提供文献支撑。

一、资料与方法

（一）文献来源

基于现有的中医古籍数据库及知识库进行文献检索，如《中华医典》、书同文·中医中药古籍大系、读秀学术搜索等数据库，以"茵陈蒿汤"为关键词进行检索，同时检索其异名如"茵陈汤""大茵陈汤""茵陈栀子大黄汤"等，必要时查阅图书进行比对、核实。

（二）纳入与排除标准

1. 纳入标准

①中华人民共和国成立以前的中医药文献；②明确记载茵陈蒿汤的组成、主治、剂量等信息者；③组成与茵陈蒿汤中茵陈、大黄、栀子 3 味药基本相同者。

2. 排除标准

①仅存方名，无相关功能、剂量信息者予以排除；②与茵陈蒿汤、茵陈汤、涤热汤、大茵陈汤、茵陈大黄汤等方名一致，但功效、组成不同者予以排除；③仲景茵陈蒿汤原方加减超过 2 味药者予以排除；④处方无药物剂量者予以排除。

（三）数据规范

①以原书所载内容为准，原则上不进行修改，为使图表简洁，可适当提取其中关键词；②为保证古籍文献的连贯性与完整性，以完整的论述为依据分析条文；③按照统一规范的格式，录入符合纳入及排除标准的茵陈蒿汤文献，所提取的知识字段包括方名、出处、成书年代、主治、组成、剂量、药物炮制、煎服法等。

二、结果与分析

（一）入选文献

通过查阅《中华医典》、书同文·中医中药古籍大系、读秀学术搜索等数据库，获取茵陈蒿汤相关有效古代文献数据 126 条，涉及内科、外科、儿科著作及方书、杂著等。

（二）处方源流

茵陈蒿汤之名首见于《伤寒论》，组成为茵陈蒿、大黄、栀子，主治湿热黄疸。该书来源于东汉医家张仲景所著的《伤寒杂病论》，由于其成书后散佚，伤寒部分由晋代王叔和整理为《伤寒论》。而《备急千金要方》《千金翼方》《外台秘要》等集方书之大成，从中可考证到由茵陈蒿汤加减化裁而成的方剂，这些方剂多以治疗黄疸为主，亦在仲景基础上有所发展，如《外台秘要》茵陈丸主治黄病、瘴气、痎疟、痰、时气、伤寒、小儿惊热欲发痫等，《备急千金要方》茵陈丸主治气淋、胪胀腹大、瘴疠疫气及疟等，见表5-1。

直至北宋时期，翰林院学士王洙于残存书籍中发现了《金匮玉函要略方》三卷。后宋臣林亿等人又将此书重新勘正和校改，将中下两卷进行查漏补缺，命名为《金匮要略方论》，即《金匮要略》。

金元时期，也涌现出许多有价值的方书，这一时期的茵陈蒿汤类方发展多样。《太平圣惠方》中有数首方剂治疗伤寒后的各种病症及热病发斑；《圣济总录》茵陈蒿散治疗"风瘙瘾疹、皮肤肿痒"等皮肤类疾病，山茵陈散用于治"时行身热头疼，四肢酸痛"；《伤寒微旨论》中的小茵陈汤、茵陈附子汤、茵陈茯苓汤等加用附子、干姜、茯苓等和茵陈蒿配伍用于治疗各种阴黄证。

明清时期，我国涌现出大量的医家和方书，这个时期也是现存方书最多的时期。明代《普济方》为大型方书之一，书中内容丰富，其中茵陈散为茵陈穗配伍细辛、川芎，治"一切头风，牙关紧急，眉棱骨痛等"；《本草纲目》中茵陈酒，茵陈配秫米，治疗"风疾，筋骨挛急"；《景岳全书》中茵陈饮治疗"挟热泄泻热痢，口渴喜冷，小水不利，黄疸湿热闭涩等证"。在这一时期，温病学说发展迅速，茵陈类方亦被用于温热类疾病的治疗。如《松峰说疫》中茵陈乌梅汤，茵陈配乌梅可治疗瘟疫。

表5-1　历代医家对茵陈蒿汤的加减化裁

朝代	出处	方名	处方	主治
唐	《备急千金要方》	大茵陈汤	茵陈一两半，黄柏一两半，大黄三两，白术三两，黄芩一两，栝楼根一两，甘草一两，茯苓一两，前胡一两，枳实一两，栀子二十枚	治内实热盛发黄，黄如金色，脉浮大滑实紧数者。夫发黄多是酒客劳热，食少，胃中热，或温毒内热者，故黄如金色方
		茵陈丸	茵陈四两，栀子四两，天门冬四两，大黄三两，桂心三两，通草二两，石膏二两，半夏半升	治气淋，胪胀腹大，身体面目悉黄，及酒疸短气不得息方

续表

朝代	出处	方名	处方	主治
唐	《备急千金要方》	茵陈丸	茵陈三两，栀子三两，芒硝三两，大黄五两，杏仁三两，巴豆一两，常山二两，鳖甲二两，豉五合	治时行病急黄，并瘴疬疫气及痎疟
	《外台秘要》	茵陈丸	茵陈二两，大黄五两，豉（熬令香）五合，栀子仁二两，鳖甲（炙）二两，芒硝二两，杏仁（去皮尖，熬）三两，巴豆（去心皮，熬）一两	黄病、痰澼、时气、伤寒、痎疟、小儿惊热欲发痫，服之无不瘥者
		茵陈汤及丸	茵陈四两，大黄三两，黄芩三两，栀子（擘）三两	小便黄色及身黄者并主之
		《广济》茵陈丸	茵陈四两，黄芩三两，枳实（炙）二两，大黄三两	《广济》疗黄疸，遍身、面悉黄，小便如浓栀子汁
宋元	《太平圣惠方》	茵陈散	茵陈、栀子仁、川大黄（锉碎，微炒）、滑石、木通（锉）以上各一两，甘草（炙微赤）半两	治伤寒，头项汗出，身体无汗，小便不利，渴欲饮水者，是瘀热在里，身欲发黄
		茵陈散	茵陈二两，川大黄（锉碎，微炒）一两，玄参一两，栀子仁一分，甘草（生用）半两	治热病发斑
		茵陈丸	茵陈一两，黄芩（一两半），枳壳（麸炒微黄，去瓤）一两，川大黄（锉碎，微炒）一两半，川升麻（一两半）	治黄疸，身面悉黄，小便如浓栀子汁
	《伤寒微旨论》	小茵陈汤	茵陈蒿二两，附子一个，破作八片，甘草一两	治病人脉沉细迟，四肢及遍身冷
		茵陈附子汤	附子两个，破八片，干姜一两半，茵陈蒿一两半	治病人服茵陈四逆汤，身冷，汗出不止者
		茵陈茯苓汤	茯苓一两，桂枝一两，猪苓三分，滑石一两半，茵陈蒿二两	治病人五六日，脉沉细微，身温，四肢冷，小便不利，烦躁而渴者
	《圣济总录》	茵陈蒿散	茵陈蒿一两，荷叶半两	治风瘙瘾疹，皮肤肿痒
		山茵陈散	山茵陈四两，苍术（米泔浸一宿去皮作片炒）三两，麻黄（去根节煎掠去沫焙）一两，石膏（碎研）一两	治时行身热头疼，四肢酸痛
明清	《普济方》	茵陈汤	茵陈一分，人参、甘草、苁蓉、黄芪、茯苓、秦艽、厚朴、乌头各二两，防风六两，山茱萸、海松子各三两	治风头眩眼暗

续表

朝代	出处	方名	处方	主治
明清	《普济方》	茵陈散	北细辛三钱，茵陈穗一两，石膏（火煅红候冷研入）一两，川芎一两	治一切头风，牙关紧急，眉棱骨痛，鼻塞清涕，眼旋屋转，耳作蝉声
	《本草纲目》	茵陈酒	茵陈蒿（炙黄）一斤，秫米一石，曲三斤	治风疾，筋骨挛急
	《景岳全书》	茵陈饮	茵陈、焦栀子、泽泻、青皮各三钱，甘草一钱，野菊花二钱	治挟热泄泻热痢，口渴喜冷，小水不利，黄疸湿热闭涩等证
	《松峰说疫》	茵陈乌梅汤	茵陈五分，乌梅二个	瘟疫

　　《伤寒论》[1]中关于茵陈蒿汤的条文共有 2 处，分别出自阳明病篇、太阴病篇，2条原文载入的处方、炮制法和剂型均相同。《金匮要略》[2]中茵陈蒿汤条文 1 条，主治"谷疸"，与《伤寒论》中药物组成与剂量相同，其煎制法为"上三味，以水一斗"。与《伤寒论》相比，水量较少，详见表 5-2。本研究选用《伤寒论》阳明病篇所记载的处方、制法、用法和剂型，历代医家也以《伤寒论》为主要参考。

　　茵陈蒿汤在不同时期有不同名称，但其药物组成及剂量与仲景原方相同或相似，主治、功效与原方大致相同。茵陈蒿汤的异名包括茵陈汤、涤热汤、大茵陈汤、茵陈大黄汤等，详见表 5-3。茵陈汤之名首见于东晋《小品方》[3]，组成较《伤寒论》茵陈蒿汤，多加一味石膏，剂量上大黄增加至三两，主治为"治伤寒七八日，内实瘀热结，身黄如橘，小便不利，腹微胀满"。涤热汤首见于北宋《圣济总录》[4]，组成与《伤寒论》相比，栀子变为山栀子仁，剂量上茵陈蒿减至三两，大黄减至一两半，山栀子仁三分，主治"谷疸，头眩心忪，发黄腹满"。大茵陈汤首见于清代《济世神验良方》[5]，组成与《伤寒论》相比，栀子变为栀子仁，剂量上茵陈蒿减至二两，大黄减至一两，栀子仁三钱，主治"治时行瘀热在里，郁蒸不散，通身发黄"。茵陈大黄汤首见于清代《医医偶录》[6]，组成与《伤寒论》相同，剂量上茵陈改为三钱，栀子、大黄各二钱，主治"黄疸热闭"。

[1]张仲景.伤寒论[M].文棣，校注.北京:中国书店,1993:79.

[2]郭霭春，王玉兴.金匮要略方论校注语译[M].北京:中国中医药出版社,1999:199.

[3]陈延之.小品方[M].高文铸，辑注.北京:中国中医药出版社,1995:96.

[4]赵佶.圣济总录(第四册)[M].王振国、杨金萍，主校.北京:中国中医药出版社,2018:1404.

[5]佚名.济世神验良方[M].广诗，文正，点校.北京:中医古籍出版社,1991:34.

[6]陈修园.医医偶录[M].上海:上海科学技术出版社,1986:14.

表5-2 《伤寒论》《金匮要略》原文

出处	主治	处方	制法及用法
《伤寒论》	阳明病，发热汗出者，此为热越，不能发黄也。但头汗出……此为瘀热在里，身必发黄，茵陈蒿汤主之	茵陈蒿六两，栀子（擘）十四枚，大黄（去皮）二两	上三味，以水一斗二升，先煮茵陈，减六升；内二味，煮取三升，去滓，分三服
	伤寒七八日，身黄如橘子色，小便不利，腹微满者，茵陈蒿汤主之	—	—
《金匮要略》	谷疸之为病，寒热不食，食即头眩，心胸不安，久久发黄，为谷疸，茵陈蒿汤主之	茵陈蒿六两，栀子十四枚，大黄二两	上三味，以水一斗，先煮茵陈，减六升，内二味，煮取三升，去滓，分温三服

注：剂型均为汤剂。

表5-3 茵陈蒿汤与其异名方比较

方名	出处	朝代	主治	组成	煎服法
茵陈蒿汤	《伤寒论》	汉	但头汗出，身无汗，剂颈而还，渴引水浆，小便不利，身必发黄	茵陈蒿六两，栀子（擘）十四枚，大黄（去皮）二两	上三味，以水一斗二升，先煮茵陈，减六升；内二味，煮取三升，去滓，分三服
茵陈汤	《小品方》	晋	治伤寒七八日，内实瘀热结，身黄如橘，小便不利，腹微胀满	茵陈六两，栀子十四枚，大黄三两，石膏一斤	上四味，咀，以水一斗二升煮茵陈，得五升，去滓，入栀子、大黄，煎取三升，分服一升，日三
涤热汤	《圣济总录》	宋	治谷疸，头眩心忪，发黄腹满	茵陈蒿三两，大黄锉炒一两半，山栀子仁三分	上三味，粗捣筛，每服三钱匕，水一盏，煎至七分，去滓食前温服
大茵陈汤	《济世神验良方》	清	治时行瘀热在里，郁蒸不散，通身发黄	茵陈二两，大黄一两，栀子仁三钱	每服四钱
茵陈大黄汤	《医医偶录》	清	治黄疸热闭	茵陈三钱，栀子、大黄各二钱	—

（三）药物组成及方义

据统计，历代方书中共有 132 处明确记载了茵陈蒿汤的药物组成，绝大多数以茵陈蒿、栀子、大黄为组成药物。根据具体情况进行药味加减的有 9 处，其中有 6 处记载加入其他药物，均在宋代至清代时期，可见临床上是根据具体情况对药物进行适当加减。

制方意义的论述，原方虽未曾提及，但首次出现在清代《顾松园医镜》[1]："茵陈善去湿热；黑山栀能降火，从小便中泄去；大黄为佐，以建祛湿除热之功，以利小便，非下之也。"《医学衷中参西录》[2] 中记载："茵陈性寒味苦，具有生发之气，寒能胜热，苦能胜湿，其生发之气能逐内蕴之湿热外出，故可为湿热身黄之主药。佐以栀子、大黄者，因二药亦皆味苦性寒也，且栀子能引心火下行以利小便。大黄之色能直透小便（凡服大黄者，其小便即为大黄之色，是大黄能利小便之明证），故少用之亦善利小便。至于茵陈虽具生发之性，《名医别录》亦谓其能利小便。三药并用，又能引内蕴之热自小便泻出，是以服之能随手奏效也。"

综上所述，历代医家多认为本方基本病机为邪热入里，与脾湿相合，湿热壅滞中焦而成。湿热壅滞，气机不畅，故见腹微满、大便秘结；无汗则体内热邪不能外越，小便不利则不能排湿邪而出，进而湿与热相结，熏蒸肝胆，胆汁排泄不畅而外溢于肌肤，则一身面目俱黄，身黄如橘子色；湿热郁滞体内，津液不得运化上承于口，故见口渴。方中茵陈蒿为君药，味苦性寒，引热下行，善清利热湿，为治黄疸之要药；栀子为臣药，清热降火，通利三焦，助茵陈蒿引湿热从小便而去；大黄为佐药，逐瘀泄热，通利大便，引热从大便而下 [3]。

（四）功能主治

1. 古代文献记载

历代文献中有关茵陈蒿汤功能主治的记载共 346 处，根据所得文献分析，茵陈蒿汤的主治涉及黄疸、发热、头汗、腹满、癃闭、中暑、口渴、头晕、头痛、疟疾、烦躁、便秘、胸痹、身痛等病症。东汉《伤寒论》首载"阳明病，发热汗出者；但头汗出，身无汗……渴引水浆，身必发黄"，"伤寒，身黄如橘子色，小便不利，腹微满"；《金匮要略》载"寒热不食……久久发黄"。此后的医籍多引用以上两书的主治记载，或大意一致。亦有医书在此基础上有所发展，如《圣济总录》治疗疟疾、头痛、

[1]顾靖远.顾松园医镜[M].袁久林,校注.北京:中国医药科技出版社,2014:108.

[2]张锡纯.医学衷中参西录[M].李点,张宇清,魏一苇,等整理.北京:化学工业出版社,2018:586.

[3]谷丙亚.含茵陈方剂在黄疸病中的应用[J].中医学报,2016,31(3):416-418.

便秘，《普济方》载其可治疗烦躁、胸痹，《伤寒绪论》称其可治疗身痛等。茵陈蒿汤古代主治范围虽广，但多着眼于邪热入里，湿热壅滞中焦之病机，万变不离其宗，见表5-4。

表5-4　茵陈蒿汤主治病症

朝代	出处	主治
汉	《伤寒论》[1]	阳明病，发热汗出者；但头汗出，身无汗，剂颈而还，小便不利，渴引水浆，身必发黄
		伤寒，身黄如橘子色，小便不利，腹微满
	《金匮要略》[2]	寒热不食，食即头眩，心胸不安，久久发黄
晋	《小品方》[3]	黄疸，身目皆黄，皮肤曲尘出
宋	《太平惠民和剂局方》[4]	治瘀热在里，身发黄疸
	《圣济总录》[5]	瘅疟发作有时，但热不寒，头痛不安，通身俱黑，小便黄赤，大肠秘结；黄汗，身体热不退，大小便不利；乳石发，食讫心烦闷，寒热头眩，胸中不安
	《普济本事方》[6]	又治瘀热在里，身发黄疸
	《丹溪心法》[7]	治湿热发黄，身热，小便赤而不利
	《卫生宝鉴》[8]	治谷疸为病，久久发黄，身热，不大便而发黄者
明	《普济方》[9]	食毕头眩，心中怫郁，腹满；食气遍身黄肿，心胸满闷，气喘不得食
	《医宗必读》[10]	阳明无汗，小便不利，懊侬发黄；身黄，小便不利，腹微满
	《苍生司命》[11]	身热、汗出、鼻干，阳气上奔，小便赤涩，湿热发黄
	《万氏家抄方》[12]	阳明里热极甚、烦渴热郁，留饮不散以致湿热相搏，身发黄疸；渴欲饮水浆

[1]张仲景.伤寒论[M].文棣，校注.北京:中国书店,1993:79.

[2]张仲景.金匮要略[M].于志贤，张智基，点校.北京:中医古籍出版社,1997:43.

[3]陈延之.小品方[M].高文铸，辑校.北京:中国中医药出版社,1995:96.

[4]太平惠民和剂局.太平惠民和剂局方[M].沈阳:辽宁科学技术出版社,1997:17.

[5]赵佶.圣济总录(第四册)[M].王振国，杨金萍，主校.北京:中国中医药出版社,2018:1404.

[6]许叔微.普济本事方[M].北京:中国中医药出版社,2007:133.

[7]朱丹溪.丹溪心法[M].田思胜，校注.北京:中国中医药出版社,2008:114.

[8]罗天益.卫生宝鉴[M].北京:人民卫生出版社,1963:222.

[9]朱橚.普济方 第三册[M].北京:人民卫生出版社,1982:996.

[10]李中梓.医宗必读[M].上海:上海科学技术出版社,1959:151.

[11]虞抟.苍生司命[M].王道瑞，申好真，校注.北京:中国中医药出版社,2004:243.

[12]万明.万氏家抄方[M].北京:中国中医古籍出版社,1996:48.

续表

朝代	出处	主治
明	《医方捷径指南全书》[1]	阳明里热极甚，烦渴热郁留饮
	《玉机微义》[2]	治身热，鼻干，汗出，阳上奔，小便赤而不利，湿热发黄
	《药征》[3]	大便不通；心胸不安、久久发黄
清	《伤寒舌鉴》[4]	身黄、便秘、烦躁
	《伤寒杂病心法要诀》[5]	里实不便者
	《类证普济本事方释义》[6]	治胃中有热、有湿、有宿谷，相搏发黄
	《金匮方歌括》[7]	谷入于胃挟浊气以上干也
	《伤寒绪论》[8]	一身尽痛，头汗发热；身黄腹满，小便不利
	《张氏医通》[9]	湿热身黄如橘子色
	《重订通俗伤寒论》[10]	阳明病……甚则面目金黄，间或口吐黄汁，甚则心中懊侬，舌苔黄腻，糙起而刺，脉右滑数，左弦滞
	《幼幼集成》[11]	治头汗至颈而还，将欲发黄
	《幼科指南》[12]	里实腹满，二便秘涩
	《四诊抉微》[13]	其证有大热大渴……若目白如金，身黄如橘
	《广瘟疫论》[14]	热在下焦，大小便俱不利而发黄者，郁热也
民国	《辨舌指南》[15]	心中懊侬；眼黄身黄，身热便闭，口渴烦躁

[1]王宗显.医方捷径指南全书[M].陈湘萍,于天星,王虹,点校.北京:中医古籍出版社,1991:40,49.

[2]徐彦纯.玉机微义[M].北京:中国医药科技出版社,2011:307.

[3]吉益为则.药征　本草　49[M].北京:中国中医药出版社,2016:39.

[4]张登.伤寒舌鉴[M].上海:上海卫生出版社,1958:27.

[5]吴谦.医宗金鉴　伤寒杂病心法要诀[M].北京:中国医药科技出版社,2017:66.

[6]叶天士.类证普济本事方释义[M].北京:中国中医药出版社,2012:150.

[7]陈修园.金匮方歌括[M].北京:中国中医药出版社,2016:85.

[8]张璐.伤寒绪论[M].北京:中国中医药出版社,2015:54.

[9]张璐.张氏医通[M].李静芳,建一,校注.北京:中国中医药出版社,1995:20.

[10]俞根初.重订通俗伤寒论[M].北京:中国中医药出版社,2011:250.

[11]陈复正.幼幼集成[M].上海:上海科学技术出版社,1962:200.

[12]周震.《幼科指南》释义[M].陶文强,周德生,主编.太原:山西科学技术出版社,2014:106.

[13]林之瀚.四诊抉微[M].吴仕骥,点校.天津:天津科学技术出版社,1993:28.

[14]戴天章.广瘟疫论[M].刘祖贻,唐承安,点校.北京:人民卫生出版社,1992:30.

[15]曹炳章.辨舌指南[M].裘俭,点校.福州:福建科学技术出版社,2006:157-158.

2. 现代临床报道

在中国知网中，以"茵陈蒿汤"为主题词进行检索（截至 2024 年 2 月 10 日，排除综述、理论研究、动物实验、文本挖掘、兽医研究等类型的文献），得到有效临床应用研究文献总计 134 篇，涉及消化系统、呼吸系统、内分泌系统、免疫系统及皮肤科疾病。其中消化系统涉及肝疾病、胆囊疾病、新生儿黄疸、胰腺炎、十二指肠溃疡等；呼吸系统涉及支气管哮喘；内分泌系统涉及 2 型糖尿病；免疫系统涉及白塞氏病；皮肤科疾病包括痤疮、湿疹、皮肤瘙痒，见表 5-5。

表 5-5 茵陈蒿汤现代临床应用

系统名称	频数/次	病症应用（频数）
消化系统	113	肝炎（46）、新生儿黄疸（27）、胆汁淤积症（9）、肝硬化（8）、黄疸（6）、胆囊炎（4）、非酒精性脂肪肝（4）、胆管炎（4）、肝癌（3）、胰腺炎（1）、十二指肠溃疡（1）
皮肤科疾病	12	痤疮（8）、湿疹（3）、皮肤瘙痒症（1）
呼吸系统	4	支气管哮喘（4）
内分泌系统	2	2 型糖尿病（2）
免疫系统	3	白塞病（3）

由上可知，茵陈蒿汤在现代临床最常应用于消化系统疾病，尤以肝炎、新生儿黄疸等为代表；次见于皮肤科疾病，如痤疮、湿疹等；亦用于治疗哮喘、2 型糖尿病、白塞病等；此外，还有应用于十二指肠溃疡、皮肤瘙痒症等的个例报道，以此为例，可启发医者扩大茵陈蒿汤应用范围；茵陈蒿汤的现代临床应用，以湿热壅滞中焦之病机为基础，偶有创新发展。

（五）药物剂量

《伤寒论》中记载茵陈蒿汤的剂量组成为"茵陈蒿（六两），栀子（十四枚，擘），大黄（二两，去皮）"。但是，茵陈蒿汤的药物用量在不同的典籍记载中略有出入，且自汉代以来，古今许多医家对剂量换算进行了考证，但仍有较大差异，难以统一。吴承洛[1] 通过古代货币实物考据东汉一两为 13.92g。丘光明《中国科学技术史·度量衡卷》[2] 通过考证东汉时期的 39 枚权器，暂定东汉一两合 13.75g。柯雪帆等[3] 根据出土的"光和大司农铜权"等有关资料展开研究，得出一两约为 15.625g。其中，《中国科

[1]吴承洛.中国度量衡史[M].上海：上海书店，1984:36.

[2]丘光明，邱隆，杨平.中国科学技术史·度量衡卷[M].北京：科学出版社，2017:249.

[3]柯雪帆，赵章忠，张玉萍，等.《伤寒论》和《金匮要略》中的药物剂量问题[J].上海中医药杂志，1983，17(12):36–38.

学技术史·度量衡卷》是在已有的度量衡史著作的基础上完成的，吸收了前人的研究成果，被认为是比较权威的中国度量衡史著作，故而采用此作为剂量换算标准。

另外，部分古代药方是以"枚"为重量单位，如茵陈蒿汤原方中栀子十四枚，参考林轶群等[1]非衡量单位药物重量实测，一枚栀子平均重量约为现代剂量1g，据此，可以得出经典名方茵陈蒿汤的药物剂量可折算为茵陈蒿82.5g，栀子14g，大黄27.5g。根据2020年版《中华人民共和国药典》[2]，茵陈、栀子、大黄的建议用量范围分别为6～15g、6～10g及3～15g。根据《中医方剂学》中剂量推荐，经典名方茵陈蒿汤的药物剂量为茵陈蒿18g，栀子9g，大黄6g；该剂量与《伤寒论》相比，各药物用量均偏小。

（六）药物炮制

在历代相关文献中，查找出与本方药物炮制有关的文字共42处，其中涉及炮制的药物有栀子、大黄。茵陈蒿汤中药物的炮制方式，见表5-6。

表 5-6　茵陈蒿汤中药物的炮制方式

药物	炮制方式	出处
栀子	擘	《伤寒论》《伤寒寻源》《伤寒明理论》《医学衷中参西录》《中医辞典》《长沙药解》《普济方》《删补名医方论》《经方例释》《注解伤寒论》《伤寒证治准绳》《伤寒论辑义》《伤寒贯珠集》《订正仲景全书伤寒论注》《伤寒论集成》《伤寒论辩证广注》《尚论后篇》《卫生宝鉴》《证治准绳》
	去皮	《普济本事方》
	炒	《金匮玉函经二注》《医方考》《成方切用》《成方便读》《金匮玉函经二注》《一见能医》《伤寒杂病医方》《彤园医书》《银海指南》
	碎	《张氏医通》
大黄	去皮	《伤寒论》《普济本事方》《长沙方歌括》《伤寒明理论》《医学衷中参西录》《中医辞典》《普济方》《经方例释》《注解伤寒论》《类证活人书》《伤寒证治准绳》《伤寒论辑义》《伤寒贯珠集》《订正仲景全书伤寒论注》《伤寒论集成》《伤寒论浅注补正》《伤寒论辩证广注》《伤寒说意》《医学实在易》《证治准绳》《幼幼新书》
	蒸	《普济本事方》
	酒浸	《医方考》《汤头歌诀》《成方便读》《伤寒瘟疫条辨》《重订温热经解》《一见能医》《伤寒杂病医方》《彤园医书》
	酒洗	《外台秘要》
	锉炒	《圣济总录》《普济方》
	酒炒	《重订通俗伤寒论》

[1]林轶群,穆兰澄,李青伟,等.非衡量单位药物重量实测文献汇总分析[J].中华中医药杂志,2018,33(2):740–743.

[2]国家药典委员会.中华人民共和国药典[M].北京:中国医药科技出版社,2015:251,260.

1. 栀子炮制

栀子首载于《神农本草经》[1]，而《伤寒论》首次记载栀子的炮制："栀子生用可能会导致呕吐，而炒黑后则不会导致呕吐。""擘破"，另有"炒炭""炒末"的炮制方法见于《肘后备急方》。擘、炒具有增强药物疗效的作用，后世多用此两种炮制方式对栀子进行炮制。南北朝时期，栀子炮制方法的描述更加多样详细，《雷公炮炙论》[2]记载"凡使，（栀子）先去皮、须了，取仁，以甘草水浸一宿，漉出，焙干，捣筛如赤金末用"。2020年版《中华人民共和国药典》[3]中所载的栀子炮制方法为"除去杂质，碾碎"。其中栀子的功效为泻火除烦、清热利湿，此与该方中栀子"清热降火，通利三焦"的功效相符合。

2. 大黄炮制

大黄首载于《神农本草经》[4]，汉代张仲景《金匮玉函经》[5]中"或炮或生，皆去黑皮"是关于大黄炮制的最早记载。大黄"酒洗"的炮制方法首次出现于唐代《外台秘要》[6]中，大黄标注为"去皮，酒洗，破三片"。经过一千多年的发展，有关大黄炮制的方法在不断地增多，已有去皮生用、酒炒、酒浸、炒炭、蜜水浸焙、醋炒、姜汁炙、湿纸裹蒸等20余种炮制方法，其中以去皮生用、酒炒、酒蒸、炒炭最为常见。2020年版《中华人民共和国药典》[7]中所载的大黄炮制方法为"除去杂质，洗净，润透，切厚片或块，晾干"。其中生大黄的功效为清热泻火、逐瘀通经、泻下攻积，正与《伤寒论》原方中大黄"泻热逐瘀，通利大便，导瘀热从大便而下"相符。

（七）煎服法

《伤寒论》记载茵陈蒿汤制法与服法为"上三味，以水一斗二升，先煮茵陈，减六升；内二味，煮取三升，去滓，分三服。"记载有茵陈蒿汤煎法的数据共78条，包括"以水一斗，先煮茵陈，减二升，内二味，煮取三升，去滓""每服三钱，水一盏，煎至七分""每服一钱，水一盏半，煎至八分，去滓"等。结合《中国科学技术史·度量衡卷》[8]可知，汉代一斗为十升，一升为200mL，故原方为以水2400mL，先煮茵陈，减1200mL，内二味，煮取600mL，除去药渣，分成3次服用。

《伤寒论》中记载茵陈蒿汤的服药方法为"分三服"，后世亦有"空心早晚食前各

[1]黄奭.神农本草经[M].北京:中医古籍出版社,1982:210.

[2]雷敩.雷公炮炙论[M].张骥,补辑.施仲安,校注.南京:江苏科学技术出版社,1985:35.

[3]国家药典委员会.中华人民共和国药典,[M].北京:中国医药科技出版社,2015:259.

[4]黄奭.神农本草经[M].北京:中医古籍出版社,1982:267.

[5]张机.金匮玉函经[M].北京:人民卫生出版社,2015:86.

[6]王焘.外台秘要[M].北京:人民卫生出版社,1955:93.

[7]国家药典委员会.中华人民共和国药典.[M].北京:中国医药科技出版社,2020:25.

[8]丘光明,邱隆,杨平著.中国科学技术史·度量衡卷[M].北京:科学出版社,2017:26.

一"上作二服，食远服"的服药方法，但绝大多数典籍记载均为"分温三服"，故建议采用原方记载的服用方式，即分三服。

三、小结

本研究在查阅东汉至民国的相关文献的基础上，对茵陈蒿汤的处方源流、药物组成及方义、功能主治、药物剂量和炮制、煎服法等进行了分析研究，见表5-7。

结果发现：①茵陈蒿汤为东汉张仲景《伤寒论》首创，有茵陈汤、涤热汤、大茵陈汤、茵陈大黄汤等异名；②历代医家对于其药物组成、基本方义、功能主治很少有争议，并在其基础上有所延伸发展；③历代医家认为属邪热入里，湿热壅滞中焦，以黄疸、发热、头汗、腹满、癃闭、口渴、头晕为主要临床表现的疾病，一些现代疾病如肝炎、新生儿黄疸、胆汁淤积、肝硬化、肝癌、痤疮、湿疹、哮喘、2型糖尿病、白塞病等，若辨证与经方相符，临床应用多可见效；④从剂量分析结果来看，综合考察该方不同时期医家的观点及现代对于经典名方中非衡量单位药物重量实测后可知，经典名方茵陈蒿汤的药物剂量可折算为茵陈蒿82.5g，栀子14g，大黄27.5g；⑤对于茵陈蒿汤中药物炮制，仲景原方已给出具体炮制方法，后世医家对于药物栀子、大黄的炮制亦有不同看法，通过梳理不同典籍中茵陈蒿汤药物炮制方式，发现大多数医家都遵从仲景原方给出的方法，即栀子擘，大黄去皮，此两种药物炮制方式亦遵从2020年版《中华人民共和国药典》。

表 5-7　茵陈蒿汤关键信息表

出处	处方、制法及用法	药物名称	炮制规格	折算剂量/g	用法用量	功能主治
《伤寒论》（汉代张仲景）	茵陈蒿（六两），栀子（十四枚，擘），大黄（二两，去皮）；上三味，以水一斗二升，先煮茵陈，减六升；内二味，煮取三升，去滓，分三服	茵陈蒿	生用	82.5	加水2400mL，先煮茵陈，煮至1200mL，加入栀子、大黄，煮至600mL，除去药渣，分成3次服用	【功能】清热利湿退黄 【主治】邪热入里，湿热壅滞中焦之黄疸、发热、头汗、腹满、癃闭、中暑、口渴、头晕、头痛、疟疾、烦躁、便秘、胸痹、身痛等
		栀子	擘	14		
		大黄	去皮	27.5		

第二节 基于CiteSpace的茵陈蒿汤研究热点及趋势分析

利用文献计量学方法对茵陈蒿汤的相关文献进行可视化分析，探究其研究热点及趋势。以中国知网、维普、万方为检索数据库，检索茵陈蒿汤相关研究的期刊文献，运用 CiteSpace 6.3.R1 软件分析其作者、机构及关键词，并对关键词进行聚类，绘制出可视化图谱。结果：共纳入 1250 篇文献，发文量呈波浪式上升趋势，研究疾病以黄疸、肝炎、肝纤维化、肝硬化、肝癌为主，近年来向湿疹、痤疮、支气管哮喘等疾病方面拓展。结论：①研究机构主要集中于各大中医院校及其附属医院，相互之间缺乏跨地域合作；②研究热点包括临床应用、辨证论治、茵陈蒿汤加减、中西医结合治疗等；③有关茵陈蒿汤作用靶点及分子作用机制的研究较少。

茵陈蒿汤出自东汉医学家张仲景所著的《伤寒论》[1]，曰："伤寒七八日，身黄如橘子色，小便不利，腹微满者，茵陈蒿汤主之。"该方由茵陈、栀子和大黄 3 味药配伍组成，具有清热利湿、利胆退黄之功。方中茵陈为君，清肝胆湿热，栀子为臣，清三焦湿热，大黄为佐，导热下行，使得湿热之邪从小便而出，故云："小便当利，尿如皂角汁状，色正赤，一宿腹减，黄从小便去也。"现代临床常用于治疗急慢性肝炎、脂肪肝、肝硬化等肝胆疾病，被众多医家广泛应用，作为基础方随证加减[2]。但目前尚未见相关文献计量分析，运用 CiteSpace 6.3.R1 软件对茵陈蒿汤进行作者、机构和关键词的可视化分析，能够更客观、全面地分析该领域的学术知识基础、研究热点、未来趋势，为本方临床运用、基础理论提供参考。

一、资料与方法

（一）文献检索

以中国知网、维普、万方为数据库来源，检索时间为建库至 2024 年 1 月，检索方式为"主题 = 茵陈蒿汤"，得到中国知网 922 篇、万方 1249 篇、维普 978 篇。

[1]张仲景.伤寒论[M].文棣,校注.北京:中国书店,1993:84.
[2]李高辉,吕文良.简述茵陈蒿汤古今临床研究[J].辽宁中医药大学学报,2020,22(7):90-95.

（二）文献筛选

1.纳入标准

公开发表且信息完善的与茵陈蒿汤研究相关的文献。

2.排除标准

综述、中兽医、养生科普、会议、新闻、重复文献、英文文献及信息缺失的文献。

（三）数据处理

使用 NoteExpress 软件对文献进行去重初筛后为 1330 篇。通过阅读题目、关键词和摘要，最终得到 1250 篇文献，将文献以 Refworks 格式导出，使用 CiteSpace 6.3.R1 软件分别对作者、机构和关键词绘制可视化图谱，并对关键词进行聚类分析。

二、结果与分析

（一）文献检索结果及发文量可视化分析

对收集的数据库进行发文量统计，由于统计工作开始于 2024 年初，故剔除 2024 年的发文量。首篇有关"茵陈蒿汤"的论文发表于 1976 年，发文趋势呈波动性上升；2011 年和 2014 年发文量最多（72 篇）。

扫一扫，了解更多信息
（年度发文量分布）

（二）作者合作网络分析

通过运行 CiteSpace 6.1.R3 软件，进行茵陈蒿汤的作者合作共现分析，见表 5-8，共有 282 位作者参与茵陈蒿汤研究。其中以窦志华及刘平多人团队研究为主，其次为小型研究团队与个体散在研究者。团队内部合作较为紧密，但团队之间合作较少，这可能与研究方向不同有关；窦志华团队[1-4]研究茵陈蒿汤保肝作用的血清药理学，发现茵陈蒿汤含药血清中的药源性成分，主要是大黄的蒽醌类、栀子的环烯醚萜类、西红花酸类成分及以上成分的代谢产物，这些药源性成分可能组成了该方保肝作用的药效基础，并且通

扫一扫，了解更多信息
（作者合作网络）

[1]窦志华,陈智娴,王冬梅,等.茵陈蒿汤醇提与水提部位利胆保肝药效研究[J].中国中医药信息杂志,2012,19(9):40–42.

[2]安莉萍,窦志华,罗琳,等.茵陈蒿汤不同提取物对黄疸模型小鼠的药效比较[J].医药导报,2012,11(5):1407–1409.

[3]杨爱华,窦志华,罗琳,等.茵陈蒿汤 HPLC 指纹图谱初步研究[J].药学与临床研究,2012,4(11):301–303.

[4]窦志华,罗琳,侯金燕,等.茵陈蒿汤保肝作用的血清药理学研究[J].中国现代应用药学,2012,29(10):868–871.

过研究茵陈蒿汤高效液相色谱（HPLC）指纹图谱，对该方剂进行成分分析，为该方剂质量控制提供依据。通过对茵陈蒿汤醇提与水提部位利胆保肝药效研究发现，两种方法均可有效降低血清总胆红素（TBIL）、碱性磷酸酶（ALP）、谷氨酸氨基转移酶（ALT）、总胆汁酸（TBA），表明茵陈蒿汤醇提部位和水提部位均具有一定的利胆保肝退黄作用。刘平团队[1-2]以进展期四氯化碳（CCl_4）大鼠肝硬化模型为载体，以下淤血汤、茵陈蒿汤、一贯煎、黄芪汤对肝硬化成形阶段进行干预，发现下淤血汤和一贯煎组肝组织病理改变明显减轻，肝组织羟脯氨酸（Hyp）含量显著下降，肝功能显著改善。茵陈蒿汤组肝组织病理无明显改善，表明四氯化碳（CCl_4）大鼠肝硬化成型期的中医病机应该是"瘀血阻络、肝阴虚损"，而在以二甲基硝胺（DMN）诱导的大鼠肝纤维化模型实验中，茵陈蒿汤和黄芪汤组大鼠肝细胞变性、坏死明显减轻，炎细胞浸润减少，弥漫性纤维组织增生程度显著减轻，肝组织 Hyp 含量及肝功能明显改善，尤以茵陈蒿汤作用显著。下瘀血汤组对大鼠肝组织的出血似有加重趋势。茵陈蒿汤对 DMN 大鼠肝纤维化的治疗优势，提示肝纤维化大鼠的中医病机为湿热、瘀热内蕴，兼气虚。刘平的研究提示不同发病机制的同一疾病动物模型具有中医临床治疗该疾病不同功效方剂的方证病态学基础。

表 5-8　发文量 ≥ 7 篇的作者

序号	作者	发文量/篇
1	窦志华	16
2	刘平	16
3	罗琳	15
4	朱荃	9
5	孟萍	9
6	顾薇	9
7	王喜军	9
8	慕永平	7
9	孙明瑜	7
10	王磊	7
11	李木松	7
12	张贵贤	7

[1]慕永平,刘平,龙爱华.CCl_4大鼠肝硬化成型阶段中医方证病机的研究[J].中国中西医结合杂志,2006, 26(4): 344–347.

[2]王磊,刘平,慕永平,等.二甲基亚硝胺大鼠肝纤维化中医方证研究[J].中医杂志,2006, 47(12):929–932.

（三）机构合作网络分析

对纳入文献的研究机构进行可视化分析，见表5-9，共有182家机构参与研究，其中发文量最高的研究机构是南京中医药大学（21），其次是上海中医药大学（13），再次是南通大学附属南通第三医院（11），其后为上海中医药大学附属曙光医院（11）及南通大学（10）。茵陈蒿汤的研究，多数集中于国内中医药院校及其附属医院，这些机构是该领域的主要研究机构，然而各个研究机构之间缺少相互协作，地域性较明显，缺乏全国性交流合作，不利于茵陈蒿汤的进一步研究和发展。

扫一扫，了解更多信息（机构合作网络）

表5-9　发文量≥7篇的机构

序号	机构	发文量/篇	起始时间/年
1	南京中医药大学	21	1999
2	上海中医药大学	13	2006
3	南通大学附属南通第三医院	11	2012
4	上海中医药大学附属曙光医院	11	2006
5	南通大学	10	2009
6	湖南中医药大学	9	2012
7	天津中医药大学	9	2013
8	北京中医药大学	9	2004
9	山东中医药大学	8	2011
10	保定市传染病医院	8	2015
11	山东中医药大学附属医院	7	2011
12	中国中医科学院广安门医院	7	2011

（四）关键词分析

1.关键词共现

文章的高度总结和概括体现在关键词上，其具有指引和突出重点的功能，该词出现的频次越多，共现图谱中节点越大，表明该关键词在该领域内越重要，也代表该研究领域的研究热点[1]。

扫一扫，了解更多信息（关键词共现）

本研究对整理的文献进行关键词的可视化分析，得到共现图谱，见表5-10，共得到271个关键词，出现频率较高的关键词是茵陈蒿汤、黄疸、临床疗效、肝功能、治

[1]姜昕.学术论文关键词标引研究[J].辽宁师专学报(自然科学版),2020,22(3):104-108.

疗应用、肝炎、新生儿等。中心性较高的关键词有茵陈蒿汤、黄疸、肝炎、治疗应用等。该方剂的研究重心在临床疗效、临床观察、治疗应用、名医经验、辨证论治，常用于黄疸、肝炎、肝纤维化、肝硬化、肝癌、痤疮等疾病的研究。茵陈蒿汤中药指纹图谱研究是除临床和理论研究外较为突出的一个关键词。中药指纹图谱是通过光谱或色谱等现代化技术对中药物质进行分析，主要用于评价中药材及中药制剂半成品质量的真实性、优良性和稳定性，对于提高中药质量，促进现代化具有重要意义[1]。目前对茵陈蒿汤的文献报道多以临床应用研究、药理研究及单味药研究为主，但是对复方基准样品量传递关系分析的相关研究较少。肖复耀等[2]研究茵陈蒿汤基准样品量值传递，为该方相关制剂开发提供实验依据。

表 5-10　排名位于前 10 位的高频关键词

序号	频数	时间/年	关键词	中心性
1	816	1994	茵陈蒿汤	0.97
2	89	1995	黄疸	0.98
3	69	2002	临床疗效	0.13
4	28	2012	肝功能	0.07
5	18	2009	治疗应用	0.27
6	18	1996	肝炎	0.32
7	18	2009	新生儿	0.26
8	17	2001	大黄	0.22
9	17	2001	辨证论治	0.17
10	15	2019	蓝光照射	0.01

2. 关键词聚类

关键词聚类图谱中 Q 值和 S 值是衡量聚类效果的指标。Q 值的取值范围为 0 ~ 1，当 Q > 0.3 时，说明聚类结构显著。S 值的取值为 –1 ~ 1，S 值越接近 1，说明聚类的同质性越高[3]。茵陈蒿汤关键词聚类图谱 S=0.981，Q=0.824，说明聚类结构是合理的、同质性较好。选取前 10 个聚类标签进行展示，其中 #0、#1、#3、#8、#9 探讨经方茵陈蒿汤临床应用及疗效

扫一扫，了解更多信息
（关键词聚类）

[1]曹雨晴，楚尧娟，刘克锋，等.我国中药指纹图谱研究的可视化分析[J].世界科学技术–中医药现代化，2020，22(9):3073–3080.

[2]肖复耀，桂郎，曾红玉，等.经典名方茵陈蒿汤基准样品HPLC指纹图谱及多指标量值传递研究[J].中草药，2024，55(2):446–459.

[3]罗爱静，李可，彭小青.基于CiteSpace的健康焦虑研究热点与趋势的可视化分析[J].现代医院.2023，23(3):438–444.

观察；#2 探讨茵陈蒿汤的主治疾病；#4、#5 探讨茵陈蒿汤加减方的临床运用；#6、#7 多为茵陈蒿汤的用药规律及茵陈、大黄、栀子的药理研究。

3. 关键词时间线

关键词时间线分析可以反映此研究领域随时间变化的研究内容，围绕茵陈蒿汤研究的相关文献的聚类关键词最为密集，其中 #1 临床疗效、#2 黄疸、#3 临床观察、#5 用药规律的相关研究内容丰富且跨度广。主要内容是临床应用、临床观察、茵陈蒿汤加减，热点临床疾病是黄疸、肝炎、肝纤维化、肝癌。从 2020 年开始至今，相关研究仍然以临床研究为主要方向，并开始侧重于动物模型实验研究、与西药对比研究、茵陈蒿汤含药血清测定及指纹图谱等方面，同时运用茵陈蒿汤治疗湿疹、痤疮、支气管哮喘、不寐等疾病的研究进一步凸显。

扫一扫，了解更多信息
（关键词时间线）

4. 关键词突现

关键词突现图可展示热点关键词出现的年份和持续时间，显示为茵陈蒿汤 30 年研究的热点。1994—2001 年研究的热点主要集中在儿童黄疸型肝炎、新生儿黄疸，茵陈蒿汤可使湿热之邪从小便而去达到利胆退黄的作用；2001—2017 年研究热点多是临床疗效及单味药的药理作用；2017—2024 年研究热点逐步向分子对接方向转移，分析该方有效化学成分在改善肝功能、抗炎、调节免疫等方面的药理作用。

扫一扫，了解更多信息
（关键词突现）

三、小结

茵陈蒿汤最早见于东汉张仲景《伤寒论·辨阳明病脉证并治》，作为治疗阳黄的主方，由茵陈、栀子、大黄组成，主要功效是清热利湿、利胆退黄。本研究对该方相关文献进行数据挖掘，总结其研究现状，阐明该研究内容与热点，为该领域研究提供一定依据。

（一）研究现状

茵陈蒿汤的研究整体呈波动式增长，表明该方在国内的关注度不断攀升。研究机构主要集中在国内中医药院校及其附属医院，但机构之间的合作较少，并且研究者合作不紧密，仅形成以窦志华、罗琳、刘平为主的合作团队。这可能与研究方向不同有关，但同时也体现出难以形成多中心、多方向、可持续的合作体系，阻碍茵陈蒿汤多元化的研究进展。建议加强研究机构之间的交流合作，形成大规模的合作研究团队，结合地域性进一步完善研究内容。研究类型分布以临床应用为主，基础研究较少，今后对该方的研究可以侧重其作用机制、作用靶点及通路，为进一步研究茵陈蒿汤提供思路和理论依据。

（二）研究热点

通过对关键词进行研究分析，茵陈蒿汤研究热点主要侧重于临床应用、实验研究及茵陈蒿汤加减方的临床应用。方剂研究主要表现在茵陈蒿汤与其他中药方剂的联合运用，如三仁汤、四逆散、五苓散、龙胆泻肝汤、小柴胡汤、大柴胡汤、大承气汤等联合使用。临床应用主要体现：一是联合中药熏洗、外敷、灌肠、针灸、穴位按摩等中医操作；二是茵陈蒿汤与西药（替吉奥、头孢吡肟、熊去氧胆酸、乌司他丁等）合用。中医综合疗法、中西医结合治疗是以中医辨证论治为基础，制订个性化治疗方案，具有疗效显著、不良反应小的优势，可以提高患者治疗效果，降低治疗过程中出现的不良反应，具有临床应用价值。

茵陈蒿汤治疗临床疾病主要集中在肝胆病，但在皮肤病（湿疹、痤疮、多形性日光疹）、呼吸系统疾病（支气管哮喘）等方面也有相关研究。陈绍斐等[1]研究观察加味茵陈蒿汤联合复方黄柏液湿敷与盐酸左西替利嗪分散片联合复方黄柏液湿敷，治疗湿毒蕴结型多形性日光疹，结果显示加味茵陈蒿汤联合复方黄柏液在改善患者临床症状，提高患者生活质量上优于西药联合组，其作用机制可能与下调可溶性 E 选择素（sE-selectin）、可溶性细胞间黏附分子 -1（sICAM-1）水平有关。在湿疹的临床治疗中，有研究[2]表明茵陈蒿汤合五苓散在改善皮损面积、瘙痒感等方面疗效显著，并且对伴有消化系统症状、温病舌脉及肢体酸痛症状的患者，其疗效更为显著。支气管哮喘是常见慢性呼吸道疾病，湿热型儿童支气管哮喘十分多见，张新恒等[3]运用加味茵陈蒿汤联合常规治疗（抗炎、平喘、解痉）可有效缓解慢性持续期湿热型支气管哮喘患者的喘息、胸闷等症状，增强肺功能，其机制可能与缓解气道炎症反应、调节辅助性 T 细胞 17（Th17）/ 调节性 T 细胞（Treg）平衡有关。

茵陈蒿汤的现代药理学作用显示，其具有增强免疫功能、控制炎症、抑制肝细胞凋亡、消除氧自由基、抑制脂质过氧化等作用[4-6]。刘军舰等[7]研究发现茵陈蒿汤可以

---

[1]陈绍斐，王刚，李建伟，等.加味茵陈蒿汤联合复方黄柏液治疗多形性日光疹湿毒蕴结证40例[J].河南中医，2020, 40(10):1548-1551.

[2]谢鑫，李海，雄燕婷.等.茵陈蒿汤合五苓散治疗湿疹的临床疗效及影响疗效的多因素分析[J].智慧健康，2022, 4(8):139-141.

[3]张新恒，马蓉.加味茵陈蒿汤联合常规治疗对慢性持续期湿热型支气管哮喘患者的临床疗效[J].中成药，2020:42(3):640-644.

[4]张荣臻，叶倩伶，王挺帅，等.大黄赤芍注射液对急性肝衰竭大鼠治疗作用及机制探讨[J].辽宁中医药大学学报，2022, 24(4):47-51.

[5]谢丹，欧阳石.茵陈蒿汤协同脐带间充质干细胞所释放的外泌体对急性肝衰竭及肝细胞焦亡的影响[J].实用医学杂志，2023, 39(23):3034-3042.

[6]孟姝.茵陈蒿汤的药理作用研究[J].临床合理用药，2011, 4(5B):152-153.

[7]刘军舰，陈帅，元红霞，等.基于Nrf2信号通路探讨茵陈蒿汤对阻塞性黄疸大鼠肾氧化应激损伤的影响及其作用机制[J].临床肝胆病杂志，2023:39(5):1126-1133.

有效减轻阻塞性黄疸引起的肾损伤，其作用机制可能是通过上调大鼠肾组织中核因子E2 相关因子 2（Nrf2）蛋白的表达，并调控 Nrf2 蛋白核异位，从而介导下游醌氧化还原酶 1（NQO1）蛋白的表达，调节阻塞性黄疸引起的氧化应激反应，进而减轻大鼠肾损伤。王伊雯等[1]研究茵陈蒿汤和黄芪汤调控线粒体途径细胞凋亡防治胆汁淤积性肝损伤发现，与模型组大鼠比较，茵陈蒿汤能够改善肝组织病理学和线粒体形态结构，血清丙氨酸氨基转移酶（ALT）、谷草转氨酶（AST）活性及总胆汁酸（TBA）、总胆红素（TBIL）含量显著减少，其作用机制与调控胆汁酸转运体表达、抑制线粒体途径的细胞凋亡、减轻肝细胞损伤密切相关。曹承楼等[2]通过研究茵陈蒿汤上调树突状细胞酪氨酸蛋白激酶受体（Axl）抑制慢加急性 Axl 表达呈密切的相关性，提示该通道可能是茵陈蒿汤调控树突状细胞（DC）凋亡，从而控制肝内免疫反应程度的主要机制。中药具有成分多、靶点多、药理机制复杂的特点，深入探索茵陈蒿汤的作用机制，为发现新的靶点和途径提供了新视角，并促进其更高水平的开发和利用。

（三）总结与建议

本研究纳入中国知网、维普、万方的文献，通过 CiteSpace 软件对茵陈蒿汤研究文献进行可视化分析，归纳总结茵陈蒿汤的研究现状及其前沿，具有一定的参考意义。通过整理该方相关文献发现，在茵陈蒿汤的临床使用、作用机制上开展了较多研究，获得了一定的数据支持，但仍需进一步完善和改进：①研究团队之间较为分散，缺乏跨地域的学术交流，且研究的多元性欠缺；②在辨证为湿热内蕴证型的相关疾病中可将茵陈蒿汤作为基础方进行加减，拓宽"异病同治"治疗思路，利于临床推广应用，体现中医药的治疗优势；③目前有关茵陈蒿汤作用靶点及分子作用机制研究较少，需深入利用网络药理学方法探讨茵陈蒿汤的有效化学成分及靶点，加深现代药理学研究深度；④目前关于茵陈蒿汤文献研究不足，需利用古籍文献资源，深入研究茵陈蒿汤的关键信息，为经典名方的成药开发奠定基础。

[1]王伊雯，郭真，杜曾，等.茵陈蒿汤和黄芪汤调控线粒体途径细胞凋亡防治胆汁淤积性肝损伤的比较研究[J].中华中医药杂志，2023:38(1):155–160.

[2]曹承楼，孙克伟，胡莉，等.茵陈蒿汤上调树突状细胞 Axl 抑制慢加急性肝衰竭大鼠肝脏树突状细胞凋亡[J].中西医结合肝病杂志，2015, 25(2):95–98.

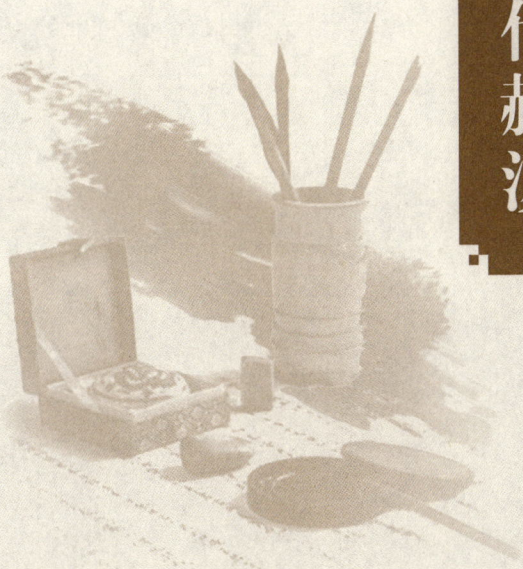

第六章 旋覆代赭汤

　　旋覆代赭汤首见于东汉张仲景《伤寒论》，由旋覆花、甘草、人参、生姜、代赭石、半夏、大枣7味药组成，用于治疗伤寒发汗误治后心下痞硬、噫气不除。本章全面收集整理了经典名方旋覆代赭汤的古今文献记载，从处方来源、方剂组成、药物剂量等方面对旋覆代赭汤进行系统的梳理和分析，整理旋覆代赭汤的相关文献，深入挖掘研究现状并探讨其研究热点。

第一节　旋覆代赭汤的历史沿革与关键信息考证

　　经典名方旋覆代赭汤首见于东汉张仲景《伤寒论》，原方由旋覆花、甘草、人参、生姜、代赭石、半夏、大枣7味药组成，用于治疗伤寒发汗误治后心下痞硬、噫气不除。旋覆代赭汤的历代医籍论述十分丰富，被后世医家广泛地应用，本方的方义和功能主治不断拓展。本节全面收集整理了经典名方旋覆代赭汤的古今文献记载，从处方来源、方剂组成、药物剂量等方面对旋覆代赭汤进行系统的梳理和分析，发现历代记载的旋覆代赭汤药味组成及其炮制方法较为一致，临床处方用量呈现逐渐减少的趋势，古代临床主要用于治疗反胃、呕吐、呃逆、便秘等疾病，而现代临床主要用于治疗反流性食管炎、胃炎等消化系统疾病，古今临床应用广泛。通过对旋覆代赭汤历史沿革的探析和考证，可以明确本方的药味组成、处方剂量、药味炮制、方义衍变及煎煮方法，为经典名方旋覆代赭汤的复方制剂研发提供思路。

　　经典名方旋覆代赭汤首见于东汉时期张仲景《伤寒论》[1]"辨太阳病脉证并治"篇和"辨发汗吐下后病脉证并治"篇，由旋覆花、代赭石、甘草、人参、生姜、半夏和枣组成，用于治疗外感病解后心下痞硬、噫气不除，是国家中医药管理局发布《古代经典名方目录（第一批）》100首经典名方之一。旋覆代赭汤应用历史久远，其组成、剂量、炮制、方义、功能、煎服法等在历代沿革中不断衍变，为本方复方制剂研发中关键信息的确定带来困难。

---

[1]张仲景.伤寒论[M].文棣，校注.北京：中国书店，1993:60.

《古代经典名方关键信息考证原则》提出"传承精华、古为今用、古今衔接、凝聚共识"的考证原则，要求捋清经典名方历代发展脉络，正本清源，用历史和发展的角度去认识经典名方中药物的基原、炮制、剂量、煎煮法、功效等关键共性问题[1]，为经典名方的开发提供依据。

目前，尚未有关于经典名方旋覆代赭汤历史沿革及方义衍变分析的相关研究。为此，本节通过历代古籍文献的整理，从处方来源、药物组成、药物剂量、药物炮制、功能主治、方义等方面对旋覆代赭汤的历史沿革进行系统梳理和分析，以期为旋覆代赭汤的复方制剂研发提供参考依据。

一、资料与方法

（一）文献来源

基于现有中医古籍数据库、知识库进行文献收集，包括中国中医科学院中医药信息研究所研究开发的中医古籍数据库、中医古籍文献知识库、国医典藏数据库（V2.0），以及中医典海、读秀学术搜索等其他的网络数据库。

以"旋覆代赭汤""旋复代赭汤""旋复代赭石汤"为关键词进行文献检索，并查阅图书进行资料收集和内容审校。

（二）纳入标准与排除标准

1. 纳入标准

① 1911 年以前的中医古籍；②有明确的关于旋覆代赭汤的相关记载；③涉及旋覆代赭汤的组成、主治病症、用量、炮制、用法、服法等信息；④以经典古籍优先，同一出处者以较早古籍为准，不做重复录入；⑤同一种古籍的不同版本，以较早版本为准。

2. 排除标准

①只检索到"方名"，无其他可用文献信息者予以排除；②同名不同方者予以排除。

（三）数据规范

①按照规范格式录入检索到的"旋覆代赭汤"相关信息，所提取的知识字段，包括出处、成书时间、主治病症、方义方解、药物组成、药物剂量、炮制方法、煎服法等信息；②以主题段落为依据，辑录"旋覆代赭汤"相关数据，以古籍原图记载的文

[1]李兵,刘思鸿,张楚楚,等.古代经典名方功能主治考证原则与建议[J].中国中药杂志,2021,46(7):1846.

献按照文本格式录入；③数据和文本辑录以原文记载为准，原则上不做修改，以保证文献记录的准确性；④药物名称、剂量等内容不做相关规范和转换，药物名称如实记录；药物用量以原始记载为准，不做转换，如"一字"等。

二、结果与分析

经文献收集、筛选，获取旋覆代赭汤相关古代文献数据 182 条，涉及中医文献 165 种，涵盖伤寒、内科、外科、妇科、本草、方书、医案、医话、医论等不同类型医籍。按成书年代分析，其中汉代（2 种）、唐代（1 种）、宋代（4 种）、金代（2 种）、元代（4 种）、明代（25 种）、清代（113 种）、民国（14 种）。历代医籍在组成、剂量、药物炮制等内容有不同的记载，见表 6-1。

表 6-1　旋覆代赭汤在历代医籍中的记载

出处	作者	成书时间	组成	煎服法	主治
伤寒论	张仲景	219	旋覆花三两，人参二两，生姜五两，代赭石一两，甘草（炙）三两，半夏（洗）半升，大枣（擘）十二枚	上七味，以水一斗，煮取六升，去滓，再煎取三升，温服一升，日三服	伤寒发汗、若吐若下，解后，心下痞硬，噫气不除者
金匮玉函经[1]	张仲景	219	旋覆花三两，代赭石一两，人参二两，大枣十二枚，生姜五两，甘草二两，半夏半升	上七味，以水一斗，煮取六升，去滓，再煎取三升，温服一升，日三服	伤寒发汗，吐下解后，心下痞坚，噫气不除者
千金翼方[2]	孙思邈	682	旋复花三两，人参二两，生姜（切）五两，代赭（碎）一两，半夏（洗）半升，甘草（炙）三两，大枣（擘）十二枚	上七味，以水一斗，煮取六升，去滓，温服一升，日三服	伤寒发汗，吐下，解后，心下痞坚，嗳气不除者
伤寒总病论[3]	庞安时	1100	旋覆花一两半，甘草一两半，人参一两，生姜二两半，代赭（末）半两，枣三枚，半夏一两半	㕮咀，水五升，煎三升，去滓，再煎取一升半，温分四服	伤寒发汗，若吐下，解后，心下痞硬，噫气不除者

[1]张机.金匮玉函经[M].北京：人民卫生出版社,1955:73,98.

[2]孙思邈.千金翼方[M].北京：人民卫生出版社,1955:104.

[3]庞安时.伤寒总病论[M].邹德琛,刘华生,点校.北京：人民卫生出版社,1989:81.

续表

出处	作者	成书时间	组成	煎服法	主治
类证活人书[1]	朱肱	1107	旋复花三分，人参半两，代赭石一分，甘草（炙）三分，半夏（汤洗）三分	上锉如麻豆大，每服抄五钱匕，生姜四片，枣子一枚，煎至八分，去滓，温服	伤寒发热，若吐若下解后，心下痞硬，噫气不除者
圣济总录[2]	赵佶	1117	旋覆花三两，代赭石（煅，醋淬）一两，人参、半夏（汤洗七遍）各二两，甘草（炙）三两	上五味，细锉，每服四钱匕，水一盏半，入生姜半分切，大枣二枚劈破，同煎至七分，去滓温服日三	治伤寒发热，若吐若下，解后心下痞硬，噫气不除者
医垒元戎[3]	王好古	1237	旋覆花三字，人参半钱，半夏（姜制）半钱，生姜一钱一字，代赭石一字，甘草三字，大枣一枚	上咬咀，每服五钱匕，水一盏半，煎至八分，温服	上伤寒吐下后，发汗虚烦，脉甚微，八九日，心下痞硬，肋下痛，气冲咽喉，眩冒，经脉动惕者，久而成痿，或伤寒发汗，或吐或下解后，心下痞硬，噫气不除者
麻疹全书[4]	滑寿	1364	旋复花（包煎）三两，代赭石一两，人参二两，炙甘草三两，半夏（洗）半升，生姜五两，大枣十二枚	以水一斗，煮取六升，去滓，再煎取三升，温服一升，日三服	治伤寒发汗，若吐若下解后，心下痞硬，噫气不除者
医学纲目[5]	楼英	1389	旋覆花一两，人参半两，生姜一两半，代赭石三钱，甘草（炙）一两，半夏（汤泡）八钱，大枣六个	上咬咀，每服五钱，水一盏，煎至八分，去滓温服	伤寒发汗，若吐若下，解后，心下痞硬，噫气不除者
普济方[6]	朱橚	1390	旋复花三两，人参二两，生姜（切）五两，代赭石一两，大枣（擘）十二枚，甘草（炙）三两，半夏（洗）半升	上件七味，以水一斗，煮取六升，去滓，再煎取三升，温服一升，日三服	伤寒发汗，若吐若下，解后，心下痞硬，噫气不除者

[1]朱肱.类证活人书[M].唐迎雪,张成博,欧阳兵,点校.天津:天津科学技术出版社,2003:131.

[2]赵佶.圣济总录(第三册)[M].王振国,杨金萍,主校.北京:中国中医药出版社,2018:731.

[3]王好古.医垒元戎[M].竹剑平,欧春,金策,校注.北京:中国中医药出版社,2015:71.

[4]滑寿.滑寿医学全书[M].太原:山西科学技术出版社,2013:371.

[5]楼英.医学纲目[M].北京:中国中医药出版社,1996:738.

[6]朱橚.普济方 第三册[M].北京:人民卫生出版社.1959:967.

续表

出处	作者	成书时间	组成	煎服法	主治
伤寒治例[1]	刘纯	1396	—	—	胸满而濡者；咳逆
金镜内台方议[2]	许宏	1422	旋覆花三两，生姜五两，甘草（炙）三两，人参二两，代赭石五两，大枣十二枚，半夏二两	上七味，以水一斗，煮取六升，去滓，再煎，取三升，温服	治汗吐下解后，心下痞硬，噫气不除者
伤寒六书[3]	陶华	1445	—	—	吐、汗、下后噫气痞硬
奇效良方[4]	董宿	1449	旋覆花二钱，代赭石二钱，半夏（汤泡）二钱，人参二钱，甘草（炙）一钱	上作一服，水二盅，生姜十片，红枣七个，煎一盅，不拘时服	治伤寒发汗吐下解后，心下痞硬，噫气不除
类编伤寒活人书括指掌图论	李知先	1461	旋覆花一两，人参六钱一字半，代赭石三钱一字，甘草一两，生姜一两六钱二字，半夏八钱一字，大枣十二枚	水三升三合，煮取二升，去滓，再煎至一升半，分三服	汗吐下后，心下痞
丹溪心法附余[5]	方广	1536	旋覆花三两，甘草（炙）三两，人参二两，生姜五两，代赭石一两，大枣十二个，半夏（汤洗）半升	上㕮咀，每服一两，水二钟，煎至一钟，去滓，通口服	治伤寒发汗，若吐下解后，心下痞硬，噫气不除者
古今医统大全[6]	徐春甫	1556	旋覆花钱半，人参一钱，代赭石八分，甘草八分，生姜二钱，半夏一钱，大枣二枚	水二盏煎一盏，温服	汗吐下后心下痞
医学入门[7]	李梴	1575	旋覆花三钱，人参二钱，半夏二钱，甘草二钱，代赭石一钱，姜五片，枣二枚	水煎，温服	治汗吐下后，心下痞硬，胃弱虚气上逆，干噫或吐方
伤寒论条辨[8]	方有执	1592	旋覆花三两，人参二两，生姜（切）五两，代赭石一两，半夏（洗）半升，甘草（炙）三两，大枣（擘）十二枚	上七味，以水一斗，煮取六升，去滓，再煎取三升半，温服一升，日三服	伤寒发汗，若吐，若下，解后心下痞硬，噫气不除者

[1]姜典华.刘纯医学全书[M].北京:中国中医药出版社,2015:510.

[2]许宏.金镜内台方议[M].北京:人民卫生出版社,1986:128.

[3]陶节庵.伤寒六书[M].黄瑾明,傅锡钦,点校.北京:人民卫生出版社,1990:225.

[4]方贤.奇效良方　上[M].北京:商务印书馆,1959:140.

[5]方广.丹溪心法附余[M].北京:中国中医药出版社,2015:132.

[6]徐春甫.古今医统大全　上[M].崔仲平,王耀廷,主校.北京:人民卫生出版社,1991:748.

[7]李梴.医学入门[M].北京:中国中医药出版社,1995:305.

[8]方有执.伤寒论条辨[M].储全根,李董男,校注.北京:中国中医药出版社,2009:50.

续表

出处	作者	成书时间	组成	煎服法	主治
医学原理[1]	汪机	1601	人参三钱，大枣三枚，炙草七分，生姜五片，赭石钱半，半夏八分，旋覆花三钱	水二盅，煎一盅，温服	治汗吐下后，心下痞，噫气不除
本草汇言[2]	倪朱谟	1619	代赭石一两，旋覆花八钱，生姜二两，甘草七钱，人参七钱，半夏三两	用水三升，煮取一升五合，去滓换水，再煮一升，温服，日三次	治伤寒发汗，若吐若下解后，心下痞鞭，噫气不除者
伤寒六书纂要辨疑[3]	童养学	1632	旋覆花三两，代赭石一两，甘草（炙）三两，人参二两，半夏（泡）半斤，生姜五两	上大枣十二枚，每服一两，水煎服。	治伤寒发汗，若吐下解后，心下痞硬，噫气不除
仲景伤寒论疏钞金錍[4]	卢之颐	1644	旋覆花三两，人参二两，生姜五两，代赭一两，甘草三两，半夏半升，	上七味，以水一斗，煮取六升，去滓，再煎取三升，温服一升，日三服	伤寒发汗，若吐若下，解后，心下痞硬，嗳气不除者
古今名医方论[5]	罗美	1675	旋覆花三两，代赭石一两，人参二两，甘草（炙）三两，生姜五两，大枣十二枚，半夏半升	上七味，以水一斗，煎减半，去滓，再煎，取三升，温服，日三服	治汗吐下解表后，心下痞硬，噫气不除；正虚不归元
伤寒源流[6]	陶儋庵	1697	旋覆花三，人参二，生姜五，代赭石一，大枣十二，甘草（炙）三，半夏三	上以水十，煮取六，去滓，再煎服三，温服，日三服	伤寒发汗，若吐若下，解后心下痞硬，噫气不除者
医林一致[7]	骆登高	1703	旋覆花二钱，甘草二钱，代赭石一钱，人参一钱二分，半夏三钱，生姜一钱五分，大枣二枚	一	治发汗，若吐若下，解后，心下痞硬，噫气不除
伤寒经解[8]	姚球	1724	旋覆花三两，代赭石（煅）一两，人参二两，甘草（炙）二两，半夏半升，生姜五两，大枣十二枚	上七味，以水一斗，煮取六升，去滓，再煮取三升，温服一升，日三服	伤寒发汗，若吐若下，解后，心中痞硬，噫气不除者

[1] 汪机.医学原理[M].储全根,万四妹,校注.北京:中国中医药出版社,2009:77-78.

[2] 倪朱谟.本草汇言[M].戴慎,陈仁寿,虞舜,点校.上海:上海科学技术出版社,2005:791.

[3] 周仲瑛,于文明.中医古籍珍本集成(续) 伤寒金匮卷金匮玉函要略方论、伤寒六书纂要辨疑[M].长沙:湖南科学技术出版社,2014:158.

[4] 周仲瑛,于文明.中医古籍珍本集成(续) 伤寒金匮卷仲景伤寒论疏钞金錍 中[M].长沙:湖南科学技术出版社,2014:960.

[5] 罗美.古今名医方论[M].张慧芳,伊广谦,校注.北京:中国中医药出版社,1994:90.

[6] 陶儋庵.伤寒源流[M].北京:中国中医药出版社,2016:157,290.

[7] 骆登高.医林一致[M].赖谦凯,田艳霞,校注.郑州:中原农民出版社,2012:70.

[8] 姚球.伤寒经解[M].查炜,陈守鹏,点校.上海:上海科学技术出版社,2004:193.

续表

出处	作者	成书时间	组成	煎服法	主治
静香楼医案[1]	尤怡	1729	—	—	胸满；口燥便坚
伤寒类证解惑[2]	张泰恒	1745	旋覆花（去蒂）三钱，代赭石钱，炙甘草三钱，人参钱，半夏（姜炒）三钱半，姜五片，枣三个	水煎服	治伤寒，汗吐下后，心下痞硬，噫气不降
叶氏医案存真[3]	叶桂	1746	—	—	痛缓呕食，是胃虚气逆
弄丸心法[4]	杨凤庭	1759	人参、代赭石、旋覆花、大枣、甘草、半夏、煨姜		大便结涩
成方切用[5]	吴仪洛	1761	旋覆花三两，甘草三两，半夏半升，人参二两，代赭石一两，生姜五两，大枣十二枚	—	治伤寒发汗，若吐若下，解后，心下痞硬，噫气未除；并善治反胃，噎食，气逆不降
扫叶庄医案[6]	薛雪	1764	—	—	嗳气食纳上泛；胃弱气逆
本草求真[7]	黄宫绣	1769	旋覆花三两，代赭石一两，人参三两，生姜五两，甘草三两，半夏半升，大枣十二枚	水一斗，煮六升，去滓，再煎三升，温服一升，日三服	治伤寒汗、吐、下后，心下痞硬，噫气不除者；噎膈病
医级[8]	董西园	1775	代赭石、旋覆花、人参、半夏、甘草、生姜、大枣	—	痰胶胸痞，噫气脉弱
伤寒瘟疫条辨[9]	杨栗山	1784	旋覆花三钱，代赭石二钱，半夏（姜制）六钱，人参一钱，甘草（炙）二钱，生姜五钱，枣三枚	水五盅，煎取二盅，去滓，再煎取一盅，温服	伤寒汗、吐下解后，心下痞硬，噫气未除者；周扬俊用治噎膈反胃，气逆不降者

[1]伊广谦,李占永.明清十八家名医医案[M].北京:中国中医药出版社,1996:248.

[2]张泰恒.伤寒类证解惑[M].北京:人民军医出版社,2011:90.

[3]徐灵胎.徐批叶天士晚年方案真本[M].北京:中国中医药出版社,2018:43.

[4]杨凤庭.弄丸心法[M].鲍晓东,校注.北京:中国中医药出版社,2015:315

[5]吴仪洛.成方切用[M].北京:科学技术文献出版社,1996:27-28.

[6]薛生白,也是山人.扫叶庄医案也是山人医案[M].上海:上海科学技术出版社,2010:92.

[7]黄宫绣.本草求真[M].太原:山西科学技术出版社,2015:95.

[8]董西园.医级[M].朱杭溢,冯炳丹,校注.北京:中国中医药出版社,2015:274.

[9]杨璿.伤寒瘟疫条辨[M].徐国仟,点校.北京:人民卫生出版社,1986:228.

续表

出处	作者	成书时间	组成	煎服法	主治
医学三信编[1]	毛世洪	1791	旋覆花、代赭石、人参、半夏、甘草、生姜、大枣	—	挟虚呕吐
齐氏医案[2]	齐秉慧	1806	旋覆花六钱，人参三钱，生姜三钱，代赭石（煅焠）三钱，法夏子三钱，灸甘草三钱，红枣十二枚	水煎服	反胃
王九峰医案[3]	王九峰	1813	—	—	气逆作吐
伤寒论大方图解[4]	何贵孚	1833	旋覆花三两（准今法三钱），人参三两（准今法三钱），半夏半升（准今法四钱），代赭石一两（准今法一钱半），生姜五两（准今法五钱），甘草三两（准今法三钱），大枣十二枚（准今法四枚）	上七味，以水一斗，煮取六升，去滓，再煎取三升，温服	治汗、吐、下解之后，心下痞硬，噫气不除
类证治裁[5]	林珮琴	1839	人参、甘草、旋覆花、代赭石、半夏、姜、枣	—	呕吐；呃逆；嗳气；痞闷
心太平轩医案[6]	徐锦	1850	—	—	噎膈；反胃；嗳气；咽干
血证论[7]	唐宗海	1884	人参三钱，甘草二钱，半夏三钱，生姜三钱，大枣五枚，赭石（煅）三钱，旋覆花（灸）三钱	—	胃中气虚挟痰饮；痰饮作呃
经方例释[8]	莫枚士	1884	旋覆花三两，代赭一两，生姜五两，半夏半升，人参、甘草各二两，大枣（擘）十二枚	上七味，以水一斗，煮取六升，去滓，再煎，取三升，温服一升，日三服	噫气
伤寒指归[9]	戈颂平	1885	旋覆花三两，人参一两，生姜（切）五两，代赭石二两，大枣（擘）十二枚，甘草（灸）三两，半夏（洗）半升	上七味，以水一斗，煮取六升，去滓，再煎取三升，温服一升，日三服	伤寒发汗，若吐，若下，解后，心下痞硬，嗳气不除者

[1] 毛世洪. 医学三信编[M]. 王忠云, 校注. 北京: 中国中医药出版社, 1993: 41.
[2] 齐秉慧. 齐氏医案[M]. 姜兴俊, 毕学琦, 校注. 北京: 中国中医药出版社, 2008: 131.
[3] 王九峰. 王九峰医案[M]. 北京: 中国中医药出版社, 2007: 14.
[4] 何贵孚. 伤寒论大方图解[M]. 北京: 中国中医药出版社, 2016: 71.
[5] 林珮琴. 类证治裁[M]. 钱晓云, 校点. 上海: 上海中医药大学出版社, 1997: 170.
[6] 徐锦. 心太平轩医案[M]. 卢棣, 卢玉琮, 任杰, 校注. 北京: 中国中医药出版社, 2015: 1.
[7] 唐宗海. 血证论[M]. 北京: 中国医药科技出版社, 2018: 173.
[8] 莫枚士. 经方例释[M]. 张印生, 韩学杰, 校注. 北京: 中国中医药出版社, 1996: 123-124.
[9] 戈颂平. 伤寒指归[M]. 北京: 中国中医药出版社, 2015: 160-161.

（一）药物组成

旋覆代赭汤由旋覆花、人参、生姜、代赭石、甘草、半夏、大枣 7 味中药组成，后世 101 种（占 61.21%）医籍记载方剂组成与原方相同，亦有医家在实际运用中对该方进行加减运用。如明代《本草汇言》[1] 在原方的基础上去枣；清代《顾松园医镜》[2] 认为"呕家忌甘"，在运用时去除甘草、大枣；清代《医宗承启》[3] 易"生姜"为"干姜"，并加入白术壮元气；清代《本草易读》[4] 记载方中无半夏。

（二）药物剂量

旋覆代赭汤药物剂量：旋覆花三两，甘草三两，人参二两，生姜五两，代赭石一两，大枣十二枚，半夏半升。后世 61 种医籍记载药物剂量与原方相同，27 种药物用量出现变化。记载旋覆代赭汤用量与原方相同的医籍多为对《伤寒论》的转载、释义、论述等，如《注解伤寒论》《伤寒直指》等。药物用量出现变化的医籍多为医案和后世临床的实际用量，如《类证活人书》《奇效良方》等。具体各药用量记载频次见表 6-2。

表 6-2　旋覆代赭汤中各药剂量及出现频次

药名	剂量（频数/次）
旋覆花	三两（67）三钱（6）一两、六钱、二钱、钱半（2）一两半、八钱、二钱半、三分、三字（1）
甘草	三两（63）二两（5）二钱（4）三钱（3）一两、三分（2）一两半、七钱、四钱、钱半、一钱、八分、七分、三字（1）
人参	二两（66）一钱（5）一两、三钱、二钱（3）半两（2）三两、七钱、六钱一字半、一钱二分、半钱（1）
生姜	五两（66）五片（5）五钱、三钱（2）二两半、二两、一两六钱二字、一两半、一两、二钱、一钱五分、一钱一字、四片、少许、十片（1）
代赭石	一两（67）一钱（5）三钱、二钱、一钱半（2）二两、半两、六钱、三钱一字、二钱半、二钱、八分、一分、一字（1）
大枣	十二枚（70）二枚（5）三枚（4）一枚（2）五枚、四枚、七个、六个、少许（1）
半夏	半升（61）三两（5）二钱（3）二两、六钱、三钱、一钱、八分（2）一两半、半钱、八钱、四钱、三钱半、三分（1）

注：字，即用铜钱抄药，药末遮蔽一个字。1个铜钱4字，故而用铜钱上的"字"作为计量药物的单位[5]。

[1] 倪朱谟.本草汇言[M].戴慎，陈仁寿，虞舜，点校.上海：上海科学技术出版社，2005:790-791.
[2] 顾靖远.顾松园医镜[M].袁久林，校注.吴少祯，主编.北京：中国医药科技出版社，2014:158.
[3] 吴人驹.医宗承启[M].北京：中国中医药出版社，2015:79.
[4] 汪讱庵.本草易读[M].北京：人民卫生出版社，1987:176.
[5] 李莎莎，李兵，刘思鸿等.经方"苓桂术甘汤"古代文献研究[J].中华医史杂志，2018,48(1):17.

旋覆代赭汤的剂量变化：①药物剂量逐渐减少。21 种医籍所载旋覆代赭汤药物剂量与原方相比逐渐减少。尤其是宋代散剂盛行，本方各药味剂量减少较多，如宋代《类证活人全书》各药物用量为"旋覆花三分，人参半两，代赭石一分，甘草三分，炙，半夏三分，汤洗，生姜四片，枣子一枚"。②甘草剂量差异。原方中甘草剂量为三两，而《金匮玉函经》《圣济总录》《伤寒经解》《经方例释》载"甘草二两"，或因原始记载版本不同，致后世记录出现差异，如《经方例释》明确记载其引《金匮玉函经》）。③药物配比变化。由于部分药物用量变化，各药配比出现不同，但方中 2 味主药旋覆花与代赭石配比仍同原方的 3：1，例如《伤寒总病论》《类证活人书》等。④药物质量单位转换。《伤寒论》原方载半夏用量为体积单位"半升"，后世医家转换为质量单位"二两"；生姜，原方用量为质量单位"五两"，后世医籍中可见数量单位"四片""十片""五片"等的记载。⑤古今药物用量折算。《伤寒论》成书于东汉年间，关于其书中记载的"两"，今人在剂量换算的认识上存在较多说法，如有根据度量衡转换，有根据临床经验，故有一两 =3g[1]、一两 =13.8g[2]、一两 =13.92g[3]、一两 =15g[4]、一两 =15.625g[5] 等诸多说法。国家中医药管理局公布的《古代经典名方关键信息表》中汉代张仲景"苓桂术甘汤"方，各药物剂量按照一两 =13.8g 进行换算。参考此标准，旋覆代赭汤中各药物剂量为旋覆花 41.4g、甘草 41.4g、人参 27.6g、生姜 69g、代赭石 13.8g，此用量明显与当今主流用量不符。明代李时珍《本草纲目》[6] 有"今古异制，古之一两，今用一钱可也"之说，明代可对汉方按十分之一用量，这一观点对后世亦产生很大影响。清代程知于《伤寒经注》[7] 也有"大约古用一两，今用一钱足也"的论述，"古"当指东汉时期，"今"当指其所处的时代，如清代《沈氏尊生书》《杂病源流犀烛》等医籍中将本方药味剂量按一两合一钱折算。而至民国中后期以来，在剂量折算上多约定俗成按照一钱合 3g 进行折算，并广为各个版本《伤寒论》《方剂学》等教材采纳进行经方剂量折算，按照此折算后各个药物基本用量符合现代临床常用量，且在《中华人民共和国药典》的指导剂量范围内，故本方的古今剂量换算推荐"一钱 =3g"。按此换算后各药物用量：旋覆花 9g、甘草 9g、人参 6g、生姜 15g、代赭石 6g，符合现代临床用量。

关于半夏的剂量问题，方中半夏剂量为"半升"。现代学者张金良等[8] 通过推算，

[1] 段富津.方剂学[M].上海：上海科学技术出版社.1995:196.

[2] 傅延龄，宋佳，张林.经方本原剂量问题研究[M].北京：科学出版社，2015:6.

[3] 仝小林.中医经方防治疑难病基础与临床[M].上海：上海科学技术出版社，2015:26.

[4] 李宇航，郭明audience，孙燕，等.仲景方用药度量衡古今折算标准研究[J].北京中医药大学学报，2010，33(9):597.

[5] 王庆国.伤寒论选读新世纪第4版[M].北京：中国中医药出版社，2016:261.

[6] 李时珍.新校注本 本草纲目[M].刘衡如，刘山水，校注.北京：华夏出版社，2011:41.

[7] 程知.伤寒经注[M].北京：中国中医药出版社，2016:100.

[8] 张金良，郭明，黄滔，等.对小柴胡汤组成药物标准重量的探讨[J].中医杂志，2013，54(7):620.

认为一升半夏约为 120 铢，汉制 24 铢为一两，因此 120 铢为五两。按照一两等于 3g 的标准，一升半夏约为 15g。李陆杰等[1]通过对 17 首经典名方的原书记载、历代演变、现代临床运用及剂型等考量后，认为一升半夏的用量约为 15g。据此，按一升半夏约为 15g 计算，半夏在旋覆代赭汤中用量为半升，即今 7.5g。

关于大枣的质量问题，一方面根据古代剂量折算，《伤寒论》记载大枣十二枚，陶弘景《论合药分剂料理法则》称"枣有大小，三枚准一两"，十二枚约四两，按照上文"一两 =3g"折算，即折合剂量约 12g。另一方面，根据目前方剂学教材与临床应用，多记载大枣数量 4 枚，且现代大多学者结合实测认为一枚大枣的质量为 2 ~ 4g，如施杞总等[2]认为一枚大枣重量约为 2.5g，仝小林等[3]认为一枚约 4g，畅达等[4]认为一枚约 3.5g，中华中医药学会仲景学说分会推荐标准认为一枚约 3g。综合各家观点可见，大枣一枚约合 3g 是合理的，故建议本方大枣用量约为 12g。

（三）药物炮制

旋覆代赭汤中各药物炮制方面，后世医籍多遵照《伤寒论》原方中各药炮制方法，变化较大的药味有代赭石、甘草、半夏。

代赭石在原方中为"生用"，后世医籍记载中有"碎""末""煅""煅，醋淬""煅，蜜水淬出火"的记载。关于代赭石的炮制是生用或煅用，古代医家一直存有争议，《本草纲目》记载代赭石"今人惟煅赤以醋淬三次或七次，研，水飞过用，取其相制，并为肝经血分引用也。"而清代医家徐灵胎认为醋淬煅赭石伤肺，"径用生者亦可"，民国时期医家张锡纯[5]认为代赭石生服则氧气纯全，大能养血，若煅用之既无斯效。现代临床研究[6]认为用煅淬法可降低代赭石的苦寒之性，增强平肝止血的作用，所以有学者[7]认为生用可镇静降逆，煅用可止血收敛。结合代赭石在旋覆代赭汤中降逆下气的作用，建议代赭石生用即可。

甘草在本方中有"炙"和"生用"的差异。汉以前甘草炙法即在火上炙烤，如《说文正义》所载："物贯之举于火上以炙之"；到南北朝时期，据《雷公炮炙论》所载甘草的炙法有"炙，擘破，以淡浆水蘸三二度，又以慢火炙之"，出现了加辅料炮制，据此认为本方甘草炮制方法应为火炙。

半夏在原方中的炮制方法为"洗"，《金匮玉函经》载半夏洗的方法为"以汤洗十

[1]李陆杰, 陈仁寿.经典名方中半夏剂量的考订与建议[J].中国实验方剂学杂志, 2020, 26(8):47.

[2]施杞总, 柯雪帆.现代中医药应用与研究大系第4卷伤寒及金匮[M].上海：上海中医药大学出版社, 1995:143.

[3]仝小林, 穆兰澄, 吴义春, 等.《伤寒论》方剂中非计量单位药物重量的现代实测研究[J].中医杂志, 2009, 50(S1):1.

[4]畅达, 郭广义.《伤寒论》药物中非衡器计量的初探[J].中成药研究, 1985(8):44.

[5]张锡纯.医学衷中参西录[M].李点, 张宇清, 魏一苇, 等整理.北京：化学工业出版社, 2018:566–567.

[6]郑建涵, 吴振华.中药代赭石最佳炮制方法探讨[J].中医药学刊, 2006, 24(8):1559.

[7]高宾, 孙利生, 宋大丽.赭石的鉴别与应用[J].首都医药, 2013, 20(19):49.

数度，令水清滑尽，洗不熟有毒也"，后世多引用原方记载。赵佳琛等[1]考证历代半夏的炮制方法，秦汉时期以热水处理以减毒，魏晋时期以姜制半夏为主，宋代之后加入白矾、石灰等辅料，明清加入皂荚、竹沥等。发展至今，有生半夏、姜半夏、清半夏、法半夏4种炮制规格，生半夏现代临床已不做内服用，而白矾水浸泡至透心的方法可较好控制其加工工艺，故可采纳与古代所用汤洗半夏原意最接近的清半夏。

（四）功能主治

《伤寒论》记载旋覆代赭汤用于治疗伤寒发汗，解后，心下痞硬，噫气不除。在后世记载该方的医籍中，多数医籍遵从原方的主治，部分医家扩展了旋覆代赭汤临床诊治范围，165种历代医籍对旋覆代赭汤的主治病症进行统计，见表6-3。

表 6-3　旋覆代赭汤治疗病症出现频数

治疗病症	频数	占记载主治的文献比例/%
噫气	99	60.00
痞硬	85	51.52
嗳气	16	9.70
呕吐	11	6.67
呃逆	10	6.06
咳逆	7	4.24
反胃	6	3.64
痞满	4	2.42
便坚	3	1.82
噎气	2	1.21

旋覆代赭汤除应用于治疗心下痞硬、噫气外，还用于治疗反胃、呕吐、呃逆等疾病，是用其"降逆"的功效。清代林珮琴《类证治裁》认为"呕吐症，胃气失降使然也……胃虚客气上逆，噫嗳欲呕者，用咸以软痞，重以镇逆"，"呃逆症，气逆于下，直冲于上，作呃忒声，由肺胃气不主降，肝肾气不主吸故也……其胃虚为呃者，虚阳上逆"，皆可选用旋覆代赭汤。清代喻昌认为"汗吐，下解后，余邪挟饮作痞，用旋复代赭石汤法"，并用此方"治反胃多痰，气逆并哕者，愈千人矣。"反胃、呕吐、呃逆等疾病病机皆为胃虚气逆，与原方病机相同。

后世有医家也将旋覆代赭汤应用于治疗便秘。清代尤怡《静香楼医案》指出痰凝气滞导致中焦之路不通，饮食不得下行，津液不得四布，所以"口燥便坚"，用旋覆

---

[1]赵佳琛,王艺涵,金艳,等.经典名方中半夏与天南星的本草考证[J].中国现代中药,2020,22(8):1361.

代赭汤加石菖蒲、枳实、陈皮即可做到标本兼治。日本汤本求真《皇汉医学》[1]引《餐英馆治疗杂话》记载旋覆代赭汤可应用于"大便秘而噫气不除者"，只适用于"虚证便秘"，因为"元气已疲，大便秘而吐食者，脾胃虚极，虚气聚于心下……此时用此方者，以代赭石镇坠虚气之逆，半夏、旋覆花以逐饮"。此与清代《名医方论》载"仲景此方治正虚，气不归元"一说相符。

旋覆代赭汤现代临床应用研究较多，截至2021年3月26日，在中国知网、万方和中国生物医学文献服务系统中，以"旋覆代赭汤"为检索词进行主题检索，共收集2226篇文献，经去重、摘要和全文筛选，共有545篇临床研究及名医验案相关文献。通过分析可知，旋覆代赭汤目前主要应用于治疗反流性食管炎、胃炎等消化系统疾病[2]，也被应用于治疗呼吸系统、神经系统等疾病，治疗各系统疾病的情况，见表6-4。

表6-4　旋覆代赭汤现代临床治疗各系统疾病的情况

治疗病症	文献数量/篇	占记载主治的文献比例/%
反流性食管炎/胃炎	141	24.10
呃逆	103	17.61
嗳气	52	8.89
呕吐	49	8.38
反流性咳嗽	49	8.38
其他杂病	43	7.35
郁证	38	6.50
慢性胃炎	27	4.62
术后胃（轻）瘫	22	3.76
消化不良	16	2.74
喘病	10	1.71
反流性咽喉炎	10	1.71
眩晕	10	1.71
头痛	10	1.71
支气管炎	5	0.85

注：部分验案涉及两种以上疾病。

[1]汤本求真.皇汉医学[M].周子叙,译.李明轩,刘倩倩,田思胜,等校注.北京:中国中医药出版社,2012:284.
[2]谢辉,林丽,李欢欢,等.经典名方旋覆代赭汤物质基准特征图谱及指标成分含量测定研究[J].中国中药杂志,2022,47(8):2090-2098.

旋覆代赭汤现代所治疾病范围较广，除了治疗消化系统疾病和呼吸系统疾病，还治疗神经系统疾病，如眩晕、头痛及郁证等。虽涉及多个系统疾病，但总以胃虚痰阻、气逆不降为基本病机。现代临床研究亦证实旋覆代赭汤主要有抗炎[1]，改善食管、胃黏膜[2]，促胃动力[3]，抑制胃酸分泌[4]，止吐[5]作用。所以在运用该方时，应结合病因病机加以使用，以发挥其作为经典名方的作用。

（五）方义

针对旋覆代赭汤的方义方解，后世医家根据临床应用实践，从不同角度对本方进行释义。如金代《注解伤寒论》认为汗、吐、下后胃气虚弱，虚气上逆，导致心下痞硬，噫气不除，旋覆软痞硬，代赭石镇逆，生姜、半夏散虚痞，人参、甘草、大枣补胃弱，整方具有"降虚气而和胃"之功，后世多认可此种说法。

明清时期医家在此基础上对其补充解释，明代《金镜内台方议》载"旋覆花下气除痰为君；以代赭石为臣，而镇其虚气；以生姜、半夏之辛，而散逆气，除痞散硬以为佐；人参、大枣、甘草之甘，而调缓其中，以补胃气而除噫也"。明代《医方考》释义："汗吐中虚，肺金失令，肝气乘脾而作上逆，逆气干心，心病为噫，此方用代赭石固所以镇心而亦所以平肝也。"清代《伤寒论纲目》则从三焦释义："此言三焦之虚，气上逆而为心下痞硬者，旋覆代赭汤主之。上焦出胃上口，并咽以上贯膈而布于胸中，循太阴之分而行中焦亦并胃中，出上焦之后，是以伤寒发汗，若吐若下，解后表里之病，气已解，而三焦之气伤矣。心下痞硬，噫气不除者，虚气上逆也，宜旋覆花，旋转其逆气以下行。代赭石以解心下之痞结。用人参、甘草、半夏、姜、枣，以养其中气焉。"

现代《方剂学》[6]认为旋覆代赭汤遣方用药严谨，"旋覆花苦辛咸温，性主降，善于下气消痰，降逆止噫，重用为君。代赭石重坠降逆以止呃，下气消痰，为臣药。半夏祛痰散结，降逆和胃；生姜用量独重，和胃降逆增其止呕之力，并可宣散水气以助祛痰之功；人参、大枣、炙甘草甘温益气，健脾养胃，以治中虚气弱之本，俱为佐药。炙甘草调和药性，兼作使药。"整方具有"降逆化痰，益气和胃"的功效。

[1]刘亚婷，刘菊，苗嘉萌，等.旋覆代赭汤对反流性食管炎大鼠模型TLR4/NF-κB的影响[J].中国中西医结合杂志，2020, 40(1):80.

[2]袁红霞，杨胜兰，史业骞，等.旋覆代赭汤对反流性食管炎模型大鼠白细胞介素-6及肿瘤坏死因子-α的影响[J].中国中西医结合消化杂志，2011, 19(4):243.

[3]邓九零，徐燕芳，陈丽娟.旋覆代赭汤治疗功能性消化不良药效作用的实验研究[J].中国中医药科技，2018, 25(2):171.

[4]邓兴学，杨硕，王春.旋覆代赭汤对大鼠胃液分泌的影响[J].陕西中医，2002(1):70.

[5]石丽娟，官捷，汤浩.旋复代赭汤拮抗顺铂所致胃电改变及5-HT变化[J].中国应用生理学杂志，2009, 25(3):377.

[6]李冀，连建伟.方剂学[M].北京:中国中医药出版社，2016:194.

（六）煎服法

《伤寒论》旋覆代赭汤的煎服法为"以水一斗，煮取六升，去滓，再煎取三升，温服一升，日三服"，有别于现代常规方剂煎服方法，此方需"去滓，再煎"。现代研究认为[1]此方法一方面可以调和药性，另一方面可以增强药效，还可以减少患者每次服药量。清代《伤寒瘟疫条辨》也认为本方"浓煎则不助饮"。旋覆代赭汤用于治疗呃逆等病，不适合进大量汤液，此种煎服方法便于患者服药。此外，后世有 12 种医籍记载其为"一煎"，如《圣济总录》记载"细锉，入姜枣少许，水煎四钱，去滓，温服"。另外，方中旋覆花有"绢包"煎煮的记载，如清代毛世洪《医学三信编》记载"如用旋覆花，须用蚕绵沥过可服，否则其毛惹肺，致咳不休"，故在煎煮时应予以注意。

关于"升"的古今度量衡换算，《汉书·律历志》[2]云："十合为升，十升为斗。"丘光明等[3]通过实测汉代的标准器，发现汉代每升约等于今 200mL。据此推算，旋覆代赭汤煎服法应为将旋覆花（绢包）、甘草、人参、生姜、代赭石、大枣、半夏 7 味置于锅中，加水 2000mL，煎煮至 1200mL，去滓，继续煎至 600mL，每日 3 次，每次温服 200mL。

三、小结

旋覆代赭汤是张仲景创制的降逆化痰、益气和胃的经典名方，通过对历代文献的梳理，可知本方在组成、药味炮制、功能主治和煎煮方法上多遵从张仲景《伤寒论》的原始记载，总体上变化不大。在剂量上呈现逐渐减少的趋势，但旋覆花、代赭石等主要药味的配伍比例基本保持不变。结合历代医家及现代临床常用药量，按照原方中"一两"折合今约 3g、"一升"折合今约 200mL 较为合理，折后处方剂量及煎服法为旋覆花 9g、甘草 9g、人参 6g、生姜 15g、代赭石 6g、半夏 7.5g、大枣 12g，加水 2000mL，煎至 1200mL，去滓，再煎至 600mL，一日 3 次，每次温服 200mL。关于本方中各药味基原，可参见国家中医药管理局和国家药品监督管理局共同发布的《古代经典名方关键信息考证原则》并结合《中华人民共和国药典》合理选定。

历代医家在临床实践中不断对本方进行广泛应用，特别是明清时期医家不仅分析

[1]董正华.《伤寒论》去滓再煎法浅析[J].陕西中医函授, 1995, 4(2):12.

[2]班固.汉书:律历志[M].北京:中华书局, 1965:956.

[3]丘光明.中国历代度量衡考[M].北京:科学出版社, 1992:238.

了旋覆代赭汤的病因病机、方义方解，还拓展了主治功能，将其应用于治疗胃虚气逆导致的呕吐、呃逆、反胃、噎膈及元气虚损导致的便秘等多种疾病。现代研究发现旋覆代赭汤具有抗炎、促胃动力、镇吐的作用，临床主要应用于治疗消化、呼吸、神经系统等多种疾病。目前关于旋覆代赭汤的化学成分、煎煮工艺、质量控制等尚缺乏整方系统全面的研究，故应结合本方的历史沿革和方义衍变，推进其基准样品和制剂工艺研究，促进经典名方旋覆代赭汤复方制剂的研发与临床应用。

第二节　基于CiteSpace的旋覆代赭汤研究热点及趋势分析

本节分析整理旋覆代赭汤的相关文献，深入挖掘研究现状并探讨其研究热点及趋势。计算机检索中国知网、维普、万方，自建库至 2024 年 2 月 1 日收录有关旋覆代赭汤研究的相关文献。采用 NoteExpress 软件合并去重，采用 CiteSpace 6.3.R6 软件对年度发文量、作者、机构、关键词进行可视化分析。共纳入文献 878 篇，涉及期刊 220 种，期刊发文最高的为《光明中医》；涉及作者 1589 位，作者发文量最高的为袁红霞；涉及机构 874 家，发文机构最多的是天津中医药大学。得出结论为旋覆代赭汤的研究热点主要集中在旋覆代赭汤加减方的临床应用及中医药疗法的联合。临床应用及利用实验分析方法探讨药效成分及治疗通路来阐明作用机制是未来的研究方向。

旋覆代赭汤来源于东汉时期张仲景所著的中医经典论著《伤寒论》，该方被国家中医药管理局收录在《古代经典名方目录（第一批）》中，也是中华中医药学会遴选出的脾胃系病常用经典名方[1]，由旋覆花、代赭石、半夏、生姜、人参、大枣、甘草组成。方中重用君药旋覆花，主降气祛痰，止噫行水；代赭石、半夏、生姜均为臣药，代赭石重镇降逆，下气止呕，半夏燥湿祛痰，下气止逆，生姜不仅可以温胃降逆，并有宣散祛湿之良效；余为佐药，益气和中以护脾胃之根；炙甘草亦为使药，调和诸药。全方标本兼治，使逆气得降，痰浊得消，中虚得复。

本方为治疗胃虚痰阻气逆证之常用方。目前，临床上用旋覆代赭汤治疗消化系统、呼吸系统、神经系统等疾病，其研究文献逐渐增加，但缺乏文献计量统计分析的研究。故本文运用 CiteSpace 软件[2] 分析旋覆代赭汤的相关文献，对作者、机构、关键词进行可视化分析，以期客观、全面地得出旋覆代赭汤的研究热点及趋势，为临床用

[1]骆云丰，王萍，周秉舵，等.脾胃系病常用经典名方专家共识(2023年修订版)[J].中医杂志，2023，64(12):1292–1296.

[2]王文娇，王韬，罗继昌，等.近二十年中国颅内动脉狭窄相关疾病的研究:基于VOSviewer和CiteSpace的文献计量学分析[J].中国脑血管病杂志，2023，20(3):168–178.

药、实验室研究提供参考和借鉴。

一、资料与方法

（一）文献检索

检索时间设定为建库至 2024 年 2 月 1 日。数据库选择中国知网、维普、万方数据库；文献类型为公开发表的学术期刊，采用高级检索方式，检索式为"主题 = 旋覆代赭汤"，结果为中国知网 793 篇，维普 831 篇，万方 1021 篇。

（二）纳入与排除标准

文献类型选择学术期刊论文，纳入公开发表旋覆代赭汤研究相关的文章，排除综述类非原始研究文献、学位论文、科技成果、会议、养生科普、图书、报纸，以及作者、机构、关键词等信息缺失的文献。

（三）数据处理

经文献纳入排除得中国知网文献 700 篇，维普 570 篇，万方 876 篇。将所得文献题录以 NoteExpress 格式导入，题录中含题名、期刊、发表年份、作者、机构、摘要、关键词等。由两名独立研究者分别用 NoteExpress 对文献进行合并去重、人工数据清洗，确保纳入的文献题录信息完整，最终共纳入文献 878 篇，以 Refworks-CiteSpace 2021 格式导出，将最终导出的文献命名为"download.txt"。

将筛选的文献年度发文量导入 Excel，制作旋覆代赭汤发文量年度分布图，使用 CiteSpace 6.3.R3 绘制作者、机构、关键词的可视化图谱。可视化软件中开始时间选择为该研究的第一篇文献发表时间，即 1978—2023 年，时间切片为"1 年"。随后进行关键词聚类、突现和时间线图谱等可视化分析，节点类型依次选择作者（Author）、机构（Institution）、关键词（Keywords）。

二、结果与分析

（一）文献检索结果及发文量可视化分析

本研究将最终纳入的 878 篇文献进行发文量分析。旋覆代赭汤相关研究发文量整体呈上升趋势，时间跨度为 45 年。首篇文章发表于 1978 年，1978—1988 年处于萌芽阶段，年发文量均未超过 5 篇；1989—1998 年出现小幅波动上升，其中 1996 年文章明显增多；1999—2008 年处于相对稳步上升阶段；在 2009—2018 年这 10 年间，前 2 年发文量较前剧增，2011—2018 年有明显波动，其中

扫一扫，了解更多信息
（年度发文量分布）

2018 年发文篇数锐减，此后文章数量又明显上升。

（二）文献来源分析

878 篇文献分布于 224 种期刊，其中《光明中医》杂志发表旋覆代赭汤文献最多。发文量居前 10 的期刊见表 6-5。

表 6-5　发文量居前 10 的期刊排序

排序	期刊名称	发文量/篇	百分比/%
1	光明中医	30	3.42
2	实用中医药杂志	28	3.18
3	辽宁中医杂志	28	3.18
4	实用中医内科杂志	27	3.07
5	陕西中医	27	3.07
6	内蒙古中医药	24	2.73
7	中医临床研究	23	2.62
8	浙江中医杂志	23	2.62
9	江西中医药	21	2.39
10	河南中医	19	2.16

（三）作者合作网络分析

本研究共纳入 1589 名作者，发文量最多的作者是袁红霞（天津中医药大学），共 32 篇，远高于其他作者，其次是杜昕 10 篇，杨幼新 9 篇。依据普赖斯理论[1]，$M = 0.749 \times \sqrt{N_{max}}$ 计算出核心作者最低发文量 M ≈ 4.23，即本研究核心作者最少发文量应为 4 篇，核心作者共有 24 名，占总人数的 1.5%。但核心作者发文量共计 149 篇，占总发文量 878 篇的 16.9%，未达总量的一半，表明距形成核心作者群还有一定的差距。以袁红霞、刘清君、杨幼新、杜昕为主的团队，发文量较多，其团队成员合作密切，且团队之间也有密切合作，有互相交叉的研究内容，主要是针对旋覆代赭汤治疗反流性食管炎的动物实验研究，并且这些团队以袁红霞为主，研究内容有延伸。其余研究团队比较分散，各团队的内部有一定联系，但是团队间鲜少合作，可能与地域及研究方向有关（表 6-6）。

扫一扫，了解更多信息
（作者合作网络）

[1] 丁学东. 文献计量学基础 [M]. 北京：北京大学出版社，1993:35-45.

表 6-6　发文量 ≥ 5 篇的作者

序号	发文量/篇	起始时间/年	作者
1	32	2003	袁红霞
2	10	2013	杜昕
3	9	2011	杨幼新
4	7	2010	刘清君
5	6	2003	于强
6	6	2010	史业骞
7	6	2003	代二庆
8	5	1999	王长洪
9	5	2003	李海英
10	5	2009	唐丽明
11	5	2003	刘子泉
12	5	2003	赵占考

（四）机构合作网络分析

节点类型选择机构，对纳入的 874 所研究机构进行可视化分析，其网络密度为 0.01，表明研究机构之间存在一定的合作关系。天津中医药大学发文量为 44 篇，位居第一，其次是北京中医药大学，发文量为 11 篇，紧随其后的是南京中医药大学和河北省中医院，各发表 10 篇。发文量多的机构间有一定的合作，机构合作的地域性极强，主要以京津冀为主，甘肃、湖北与天津中医药大学存在跨地域的合作关系。第二，天津中医药大学的中介中心性为 0.1，并且与北京中医药大学、河北省中医院均有合作，可作为该领域研究的核心机构，对于加深旋覆代赭汤的研究、促进研究资源共享，并推进其发展有较强的核心作用（表 6-7）。

扫一扫，了解更多信息
（机构合作网络）

表 6-7　发文量 ≥ 5 篇的机构

序号	机构	发文量/篇	起始时间/年
1	天津中医药大学	44	2008
2	北京中医药大学	11	2009
3	南京中医药大学	10	2001
4	河北省中医院	10	2013
5	中国中医科学院广安门医院	9	2010
6	浙江中医药大学	8	2014
7	天津市南开医院	6	2003
8	山东中医药大学	5	1998
9	上海中医药大学	5	2009

（五）关键词分析

关键词是对文章的高度总结和概括，对其分析能凝练该领域的研究热点、探索未来的研究趋势[1]。关键词聚类分析中 Q 值（网络模块度）＞0.3 且 S 值（平均轮廓值）＞0.7 说明聚类效果显著且可信度高[2]。

1. 关键词共现

节点类型选择关键词，运行软件后共得到 260 个关键词。检索词"旋覆代赭汤"出现次数最多，频率前 10 的关键词见表 6-8，从旋覆代赭汤的关键词频次表中可知，研究热点主要是旋覆代赭汤的治疗方向，主要有反流性食管炎、呃逆、胃食管反流病、呕吐；研究方法以临床效果观察、辨证论治、药理作用、经方等为主；与旋覆代赭汤有治疗关联的经方有半夏泻心汤、左金丸、大柴胡汤。

扫一扫，了解更多信息
（关键词共现）

表 6-8 频数前 10 的关键词

序号	关键词	频数	中心性
1	旋覆代赭汤	514	0.47
2	反流性食管炎	130	0.25
3	中医药治疗	99	0.44
4	治疗效果	94	0.36
5	呃逆	52	0.21
6	胃食管反流病	36	0.05
7	经方	35	0.06
8	顽固性呃逆	32	0.04
9	呕吐	31	0.19
10	胆汁反流性胃炎	30	0.23

2. 关键词聚类

反映聚类效果的指标一般选择网络模块度（Q 值）和平均轮廓值（S 值）。Q 值的区间是 0～1，当 Q＞0.3，说明聚类效果显著，Q 值越大，聚类得到的结果越好；S 值的取值为 -1～1，S 值越接近 1，说明聚类的同质性越高[3]。对旋覆代赭汤的相关研究进行聚类分析，关键词聚类共得到 19 个标签，结果显示 Q 值为 0.8572，S 值为 0.958，说明该研究聚类效果显著且可信度高。依据研究内容主要分为以下 6 类：#0、

[1]王徐红，柳国斌，徐磊.近40年中医药治疗血栓闭塞性脉管炎研究文献可视化分析[J].中国中医药信息杂志，2022, 29(11):21-26.
[2]李杰、陈超美.CiteSpace:科技文本挖掘及可视化[M].2版.北京:首都经济贸易大学出版社,2017:150-151.
[3]罗爱静，李可，彭小青.基于CiteSpace的健康焦虑研究热点与趋势的可视化分析(2011—2021年)[J].现代医院，2023, 23(3):438-444.

#9 为旋覆代赭汤的主要存在形式，旋覆代赭汤及其加减方；#1、#2、#6、#7、#11、#13、#15、#16 为旋覆代赭汤治疗的主要疾病，主要有呕吐、功能性消化不良、反流性食管炎、顽固性呃逆、咳嗽、不寐、食管癌等；#8、#12 主要为名家运用旋覆代赭汤加减方的经验与总结；#3、#4、#5、#17 主要为旋覆代赭汤的临床应用与疗效观察研究；#10、#14 主要为旋覆代赭汤的出处、与旋覆代赭汤关联的经典方药；#18 主要为通过现代药理学分析旋覆代赭汤的具体作用机制（表 6-9）。

扫一扫，了解更多信息
（关键词聚类）

表 6-9　关键词聚类信息

聚类ID	聚类标签	S值	聚类内容
#0	旋覆代赭汤	0.996	旋覆代赭汤；含量测定；胃痞；煎煮工艺；名医经验
#1	呕吐	0.988	呕吐；化疗；旋覆代赭汤加味；中医肿瘤学；化疗反应
#2	功能性消化不良	0.903	功能性消化不良；旋复代赭汤；半夏泻心汤；慢性胃炎；异病同治
#3	中西医结合治疗	0.925	中西医结合治疗；奥美拉唑；泮托拉唑；胃食管反流病；多潘立酮
#4	治疗效果	0.899	治疗效果；代赭石；混合性反流性食管炎；实验研究；内耳眩晕症
#5	中医药治疗	0.95	中医药治疗；钙离子；六君子汤；胃窦平滑肌细胞；含药血清
#6	反流性食管炎	0.971	反流性食管炎；胃泌素；胃动素；血管活性肠肽；埃索美拉唑
#7	咳嗽	0.973	呃逆；中药复方；穴位注射；辨证分型；随机平行对照研究
#8	医案	0.936	医案；临床经验；大柴胡汤；冠心病支架植入术后；肝脓肿
#9	加减治疗	0.948	加减治疗；半夏厚朴汤；临床研究；食管癌术后；菊花
#10	伤寒论	1	伤寒论；张仲景；消化性溃疡；金匮要略；脾胃虚弱证
#11	顽固性呃逆	0.946	顽固性呃逆；中风；疗效；加味旋覆代赭汤；水沟穴
#12	名医经验	0.902	名医经验；经方；旋覆代赭汤；中医师；脾胃病
#13	不寐	0.952	不寐；眩晕；胃痛；通降胃气法；心胀
#14	左金丸	0.954	左金丸；胃食管反流性咳嗽；莫沙必利；肝胃郁热；雷贝拉唑
#15	食管癌	0.986	食管癌；肿瘤干细胞；虎七散；c反应蛋白；中医证候评分
#16	幽门梗阻	0.983	幽门梗阻；乌梅丸；经方治验；降逆和胃；慢性副鼻窦炎
#17	中医治疗	0.997	中医治疗；从肝治；消炎止咳；中国中医研究院；中医诊断
#18	网络药理学	0.992	网络药理学；生姜；甘草；1-O-乙酰旋覆花内酯

3. 关键词突现

关键词突现图可显示不同时间阶段内的研究热点。本研究进行关键词突现分析发现：①临床应用一直是研究热点，以中医药辨证论治、临床效果观察为主，注重疗效研究；②近 10 年旋覆代赭汤的临床应用主要是治疗胆汁反流性胃炎、反流性食管炎、胃食管反流病，且随着临床

扫一扫，了解更多信息
（关键词突现）

疾病名称的调整，呈现在不同阶段，但 1978—2023 年，对旋覆代赭汤的临床应用研究始终围绕着"反流"；③实验研究以大鼠模型为主，主要是研究旋覆代赭汤对食管黏膜修复的作用机制；④近几年出现"胃肠激素"，可能是研究旋覆代赭汤治疗消化系统疾病作用机制的新兴热点。

三、小结

旋覆代赭汤来源于东汉时期张仲景所著的中医经典论著《伤寒论》[1]："伤寒发汗，若吐若下，解后心下痞硬，噫气不除者，旋覆代赭汤主之。"本方为治疗胃虚痰阻气逆证之常用方。伤寒后发汗，经或吐或下的错误治疗，损耗胃气，脾胃运化升降失常，则津液蕴滞，化而为痰，痰浊中阻，气机失畅，故心下痞硬。脾胃虚弱，痰气交阻，则胃气上逆，而致噫气频作，或纳差、呃逆、恶心、呕吐。舌苔白腻，脉缓或滑，乃胃虚痰阻之征。治当降逆化痰，益气和胃[2]。中药方剂是中医临床和传承的重要组成部分，中医药现代化研究已成为必然趋势，旋覆代赭汤是传承千年的经典方剂，组方经典，疗效显著，是由专家共识遴选出的脾胃系病常用经典名方。本研究应用 CiteSpace 软件对该方进行深入挖掘，详细呈现研究现状，对该方的研究内容与热点进行充分阐述，为经方旋覆代赭汤的进一步发展及相关领域研究提供更完善的依据。

（一）研究现状

针对旋覆代赭汤，学者从 1978 年便开始进行研究，并且相关研究的整体数量逐年攀升，证实国内对该领域的关注度逐年上升，经多年对旋覆代赭汤的深入研究，目前已得到相对精细且深入的研究成果。从作者分布来看，袁红霞团队发文量最高，与刘清君、杨幼新、杜昕合作密切，主要聚焦于旋覆代赭汤药理研究及治疗反流性食管炎的作用机制。国内对该方的研究机构以京津冀为核心区域，以当地附属医院与中医药高校合作为主，构建合作网络，实现京津冀地域的跨区协同发展，但与国内其他地区的跨地域合作有待加强。

（二）研究热点

从关键词共现及聚类分析可见，旋覆代赭汤的研究热点主要集中在临床应用、基础研究（动物实验）、中西医结合应用（中西药组方、中医特色疗法），其中临床应用研究以疗效观察及经典医案（名家临床用药规律、经验总结）为主。

---

[1]张仲景.伤寒论[M].文棣，校注.北京：中国书店，1993:60.
[2]李冀.方剂学[M].北京：中国中医药出版社，2012:102.

1. 临床应用

旋覆代赭汤的临床应用一直是近年来的研究热点和重点，主要围绕治疗消化系统疾病，如反流性食管炎、慢性胃炎、呃逆、化疗后胃肠道不良反应等。郭天禄等[1]认为水饮瘀血互结为难治性反流性食管炎的主要病机，用旋覆代赭汤治疗此病不仅可以补虚化饮，更胜在活血利水，在临床取得显著疗效。李小峰[2]设计随机对照试验，以旋覆代赭汤为治疗组，格拉司琼和甲氧氯普胺作为对照组，结果显示旋覆代赭汤防治恶性肿瘤患者化疗所致呕吐疗效显著。孙明令等[3]针对顺铂化疗导致的呕吐、恶心，使用加味旋覆代赭汤联合盐酸昂丹司琼及此方联合甲氧氯普胺治疗，获得确切疗效，化疗中不良反应的发生率降低，且患者经化疗后生存质量也取得明显改善。亦有诸多医家针对咳嗽症状，经旋覆代赭汤临证治疗后，取得显著效果。胃食管反流性咳嗽为临床中常见的内伤咳嗽，马洪明等[4]认为肺失清肃、胃虚气逆为胃食管反流性咳嗽的主要中医病机，加减旋覆代赭汤治疗后疗效理想。李雷、曾仕富等[5-6]用旋覆代赭汤在临床上治疗胃食管反流性咳嗽取得显著疗效。张虹[7]认为刺激性频咳主要病机为肺失清肃、气逆于上，遵照"异病同治"的原则，应用旋覆代赭汤治疗小儿刺激性频咳疗效理想。各大中医名家探索经方旋覆代赭汤，针对临床诸多疾病进行长期实践，汇总临证经验与调药思路，为此经方在临床中增强效果、扩大范围提供了丰富的参考资源。

2. 基础研究

对于名方旋覆代赭汤，研究者多年间对其进行丰富的药理研究，体现其功效主要是抑制胃酸、促进胃动力、抗炎、减少食管黏膜损伤等。崔亚等[8]通过旋覆代赭汤的实验研究探讨，结果表明此方对于模型动物的食管黏膜损伤及病理状态有改善功效。刘菊等[9-10]用大鼠模型实验证实旋覆代赭汤可以通过抑制食管组织及外周血中促炎因

[1]郭天禄, 寇化洪, 仇圣棠, 等.郭天禄从水血互病探讨旋覆代赭汤治疗难治性反流性食管炎机制[J].中国中医药现代远程教育, 2024, 22(2):44-46.

[2]李小峰.旋覆代赭汤加减防治恶性肿瘤患者化疗所致呕吐39例[J].河南中医, 2015, 35(10):2529-2530.

[3]孙明令, 曾柏荣, 刘华.加味旋覆代赭汤防治顺铂所致呕吐18例临床观察[J].中医药导报, 2013, 19(2):29-31.

[4]马洪明, 高兴慧, 田金洲.从肺胃相关角度探析胃食管反流性咳嗽[J].世界中西医结合杂志, 2015, 10(10):1346-1348.

[5]李雷.中西医结合治疗胃食管反流性咳嗽50例[J].河南中医, 2012, 32(9):1194-1195.

[6]曾仕富, 左明晏.旋覆代赭汤加减治疗胃食管反流性咳嗽46例[J].内蒙古中医药, 2012, 31(19):11-12.

[7]张虹.旋覆代赭汤加减治疗小儿刺激性频咳30例疗效观察[J].中国中西医结合儿科学, 2010, 2(5):457-458.

[8]崔亚, 姜礼双, 卜平.旋覆代赭汤实验研究及临床应用进展[J].江苏中医药, 2018, 50(1):82-85.

[9]刘菊, 柳媛, 金振宇等.旋覆代赭汤对反流性食管炎模型大鼠食管组织及外周血中IL-18及相关促炎因子表达的影响[J].江苏中医药, 2021, 53(6):75-79.

[10]柳媛, 刘菊, 刘亚婷等.旋覆代赭汤对RE模型大鼠NLRP3/Caspase-1的影响[J].中国实验方剂学杂志, 2019, 25(20):13-18.

子的表达发挥抗炎作用，进而治疗反流性食管炎。杨幼新团队 [1-2] 研究证实旋覆代赭汤可提高 RE（反流性食管炎）大鼠食管黏膜细胞膜 Ca^{2+}–Mg^{2+}–ATP 酶和 Na^+–K^+–ATP 酶活性，减少黏膜损伤。谢胜、税典奎等 [3-5] 对经方旋覆代赭汤进行研究，阐述此方经多种机制调节促进胃肠动力，调节组织和血液中 GAS（胃泌素）、SP（P 物质）及 SS（生长抑素）等的水平为主要方式。

本研究以旋覆代赭汤相关文献研究为主，经 CiteSpace 软件的可视化分析进行总结对旋覆代赭汤多年的临证思路、作用机制、经方等诸多方面汇总的详尽数据，进行丰富和深入的研究，但存在一些不足之处，需从以下方面进行完善：①研究文献多以小样本为主，质量参差不齐，后续应开展双盲、多中心、大样本的随机对照试验研究，从而提高研究的可信度；②鼓励多学科的合作模式，提倡学术交流合作以机构、地域的跨界方式开展，有利于研究机构及人员的多学科联合和进步，进而最大化利用资源，以增加研究的多样性；③依据个体体质与疾病状况，探索旋覆代赭汤在不同个体中的疗效差异，为个体化治疗提供依据，亦是该领域的研究趋势。④在"异病同治"的中医基本理论指导下，拓宽旋覆代赭汤临床适应人群和疾病范畴，同时简析各中医名家临证思路和验方，进而加深"异病同治"理论—应用模式；⑤未来研究中，挖掘穴位敷贴、穴位注射等具有中医特色的非药物治疗与旋覆代赭汤联合作用。⑥从关键词突现分析可见，旋覆代赭汤的实验研究在近几年停滞不前，临证经验和验案总结居多，今后可利用新兴技术，从信号通路水平、细胞代谢和基因组学等微观层面分析研究，拓宽旋覆代赭汤的研究内容。

因中医标准的辨证诊疗、规范化研究及国际化发展方面越来越严格，作为中华中医药学会脾胃病分会遴选的"脾胃病常用经典名方"之一，旋覆代赭汤的发掘不仅要看到其确切的临床疗效，更需要翔实的实验及数据的支撑，方可走向国际舞台。近年来新兴技术的涌现为中医药的实验研究提供了方法及思路，在中国医药学独特理论的指导下进行的中医药药理学及组成成分生物信息学分析，将不断拓宽旋覆代赭汤的研究范围。

[1]唐丽明, 张鹏, 贾瑞明等.旋覆代赭汤对RE模型大鼠食管黏膜Na^+–K^+–ATP酶及Ca^{2+}–Mg^{2+}–ATP酶的影响[J].中国实验方剂学杂志, 2013, 19(20):220–224.

[2]苗嘉萌, 杨幼新, 马艳等.旋覆代赭汤及其拆方对RE大鼠血浆Na^+–K^+–ATP酶及Ca^{2+}–Mg^{2+}–Mg^{2+}–ATP酶活性的影响[J].天津中医药, 2016, 33(4):231–234.

[3]谢胜, 税典奎.旋覆代赭汤对胃动力低下大鼠血液及组织中GAS、SP及SS含量的影响[J].中医药报, 2010, 38(5):65–68.

[4]税典奎, 谢胜.旋覆代赭汤对胃动力低下大鼠血液及组织中胃动素, 胃泌素及血管活性肠肽含量的影响[J].中国实验方剂学杂志, 2011, 17(11):161–164.

[5]税典奎, 谢胜.旋覆代赭汤对胃动力低下大鼠胃窦组织中5-羟色胺胺前体和脱羧细胞的影响[J].中国中西医结合消化杂志, 2010, 18(5):312–315.